ULLSTEIN

[redacted]

Das Buch

Dies ist kein Ratgeber, Liebeskummer möglichst schnell und schmerzlos zu überwinden. Peter Lauster will zeigen, daß die Zeit des Schmerzes eine Chance beinhaltet: innerlich zu reifen. Der von ihm vorgeschlagene Weg »ist ein Weg, der zur seelischen Ausgeglichenheit führt, zur inneren Ruhe, zum Annehmen des Selbst«. Er wird einfühlsam beschrieben anhand von Briefen, die Peter Lauster einem lieben Freund schrieb und die mit Aquarellen des Autors ergänzt wurden.

Der Autor

Peter Lauster studierte Psychologie, Anthropologie und Kunst. Seit 1971 ist er in Köln freiberuflich mit eigener Praxis als Berater und Psychotherapeut tätig.

Bekannt wurde er 1980 mit dem Bestseller »Die Liebe«, der fünfzehn Jahre auf der Taschenbuchbestsellerliste stand. Seine Bücher erreichten eine deutschsprachige Auflage von 4,5 Millionen und wurden in zwanzig Sprachen übersetzt.
Internetadresse: www.peterlauster.de

In unserem Hause sind von Peter Lauster außerdem erschienen:

Ausbruch zur inneren Freiheit
Der Begabungstest
Berufswahl
Geheimnisse der Liebe
Intelligenz
Lassen Sie sich nichts gefallen
Das Lauster Lebensbuch
Menschenkenntnis
Persönlichkeit
Selbstfindung
Die sieben Irrtümer der Männer
Der Sinn des Lebens
Stärkung des Ich
Statussymbole
Wege zur Gelassenheit

Peter Lauster

Liebeskummer als Weg der Reifung

Ullstein

Besuchen Sie uns im Internet:
www.ullstein-taschenbuch.de

Umwelthinweis:
Dieses Buch wurde auf chlor- und säurefreiem Papier gedruckt.

Ullstein Verlag
Ullstein ist ein Verlag der Ullstein Buchverlage GmbH.
3. Auflage 2004

Umschlaggestaltung: Bezaubernde GINI, München
Titelabbildung: Image Bank, München
Druck und Bindearbeiten: Pustet, Regensburg
Printed in Germany
ISBN 3-548-36694-5

Inhalt

»Leben läßt sich nur rückwärts verstehen, muß aber vorwärts gelebt werden.«

Søren Kierkegaard

»Im Lichte dieses verschwenderischen Frühlingstages, mein Dichter, besinge die, dic ohne zu zögern vorbeieilen, die lachend dahinfahren, ohne sich umzusehen, die aufblühen in einer Stunde taumelnden Entzückens und ohne Klage verwelken in einem Augenblick.«

Rabindranath Tagore

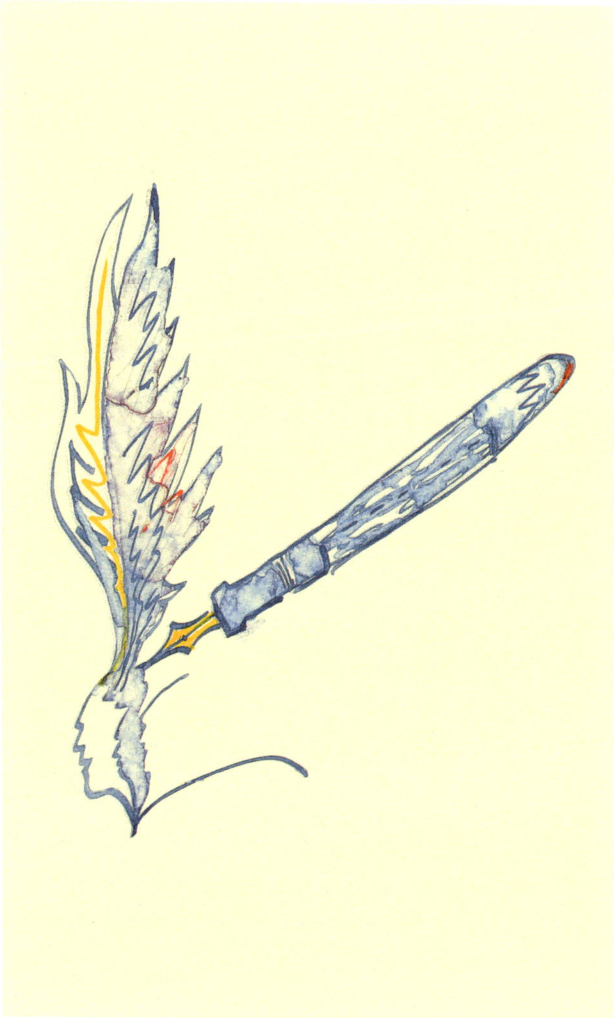

Dieses Buch ist kein einfacher ›Lebenshilfe-Ratgeber‹, der in bezug auf Liebeskummer ›Patentrezepte‹ vermittelt (etwa nach dem Motto: Wie bringe ich Liebeskummer schnell und problemlos hinter mich?). Es ist auch kein Buch für denjenigen, der sich vor Eifersucht verzehrt und sich selbst und seinem Partner durch seine Selbstwertunsicherheiten und Ängste viel Kummer bereitet.

Der Liebeskummer ist eine besondere emotionale Variante, die erst dann auftritt, wenn sich der Partner von seiner Partnerin (oder umgekehrt) getrennt hat (für einige Wochen oder auch für immer). Liebeskummer ist der tiefe seelische Schmerz, einen geliebten Menschen verloren zu haben, und er ist eine der stärksten seelischen Belastungen. Wenn die Liebe erlischt und eine Trennung vollzogen wird, sollte dieser Verlust deshalb ein Anlaß sein, sich selbst innerlich zu ordnen und zu orientieren. Solange wir geliebt werden und selbst lieben, machen wir uns wenige Gedanken – wir genießen das Erleben in Selbstvergessenheit. Da Gefühle aber lebendig sind, da sie sich nicht durch den Willen oder das Denken fixieren lassen, hat wohl jeder in seinem Leben den Verlust der Liebe schon einmal erleben müssen. In diesem seelischen Leid liegt eine Chance – die Chance des Anstoßes zum Erwachen.

Der Weg, der hier beschrieben wird, ist ein Weg zur Reifung, und zwar ein entscheidender – es ist ein Weg, der zur seelischen Ausgeglichenheit führt, zur inneren Ruhe, zum Annehmen des Selbst. All das sind Voraussetzungen, die Liebe erst ermöglichen, Liebe, die nichts erwartet und doch so vieles zurückerhält. ›Patentrezepte‹ gibt es dabei nicht, kann es auch nicht geben, da jeder Mensch individuell reagiert. Wichtig ist daher, für sich selbst den Weg zu finden, der zur Erlangung der Liebesfähigkeit führt.

Der in diesem Buch beschriebene Weg ist einer von vielen, ist aber dennoch vielschichtig und weist daher zahlreiche Berührungspunkte mit anderen Wegen auf. Aus diesem Grunde ist das Buch auch für denjenigen lesenswert, der nicht gerade unter Liebeskummer leidet, der sich aber entschlossen hat, seinen eigenen Weg zu gehen, dabei jedoch an einem Punkt angekommen ist, an dem es nicht weitergeht, an dem Zweifel aufkommen. Wer jedoch in der Phase des Verliebtseins ist, der sollte nicht an die Zeit der Trennung denken und in diesem Buch nach Möglichkeiten suchen, eventuell in Zukunft auftretenden Liebeskummer zu umgehen.

Denn: Alles im Leben hat seine eigene Zeit, in der sich seelische Vorgänge auf einer eigenen Reifestufe entfalten müssen. So hat jede Zeit auch ihre spezifische Aufgeschlossenheit (oder Verschlossenheit) für Gedanken, Meditationsimpulse und Erkenntnisse. Während im Mai die Blätter sich im frischen Grün der Sonne entgegenstrecken, beschäftigt sich die Sensitivität nicht mit den Verfärbungen und Loslösungen der Herbststürme. In der Zeit der ersten Verliebtheit sollten Sie deshalb noch nicht an die Stunden der Entfremdung und den Schmerz der Trennung denken.

Noch etwas möchte ich empfehlen: Lesen Sie das Buch nicht ausschnittweise. Es sollte kontinuierlich vom Anfang bis zum Ende gelesen werden – nur so entfaltet es in der Entwicklung der Gedanken die Möglichkeit eines ganzheitlichen und abgerundeten Bildes.

Das vorliegende Buch ist kein wissenschaftliches psychologisches Sachbuch. Es besteht durchgehend aus Briefen, die ich an einen lieben Freund geschrieben habe, der nach der Trennung den Liebeskummer ›durchmachen‹ mußte. Natürlich unterscheidet sich jede Trennungssituation von allen anderen. Die hier vorliegende Situation ist deshalb nur ein Gleichnis, jedoch eines, das etwas ganz Wesentliches zeigt: Trotz unserer individuellen Verschiedenheit und unterschiedlichen charakterlichen Ausprägung empfinden wir in den elementaren Ereignissen des Lebens sehr ähnlich. In solchen seelischen Situationen zeigt sich, daß die Bildungsunterschiede, der gesellschaftliche Status oder der materielle Besitz unerheblich sind. In den tiefen psychischen Erlebensebenen sind wir alle gleich, denn durch dieses ›Tor‹ müssen wir alle, ob reich oder arm, ob anerkannt von der Gesellschaft oder Außenseiter. Der Weg zur menschlichen Reifung ist weder leichter noch schwerer durch die oberflächliche Zuordnung zu einer bestimmten sozialen Schicht. Im seelischen Leid oder Glück sind wir alle vereint. Oberflächliches wird daher erst dann vergehen, wenn wir uns auf dem Weg der seelischen Reifung befinden.

Wenn eine Liebe vergeht, so existiert ›die Liebe‹ davon unabhängig weiter. Die Liebe dürfen wir bei alldem nicht verlieren – einen Geliebten oder eine Geliebte schon.

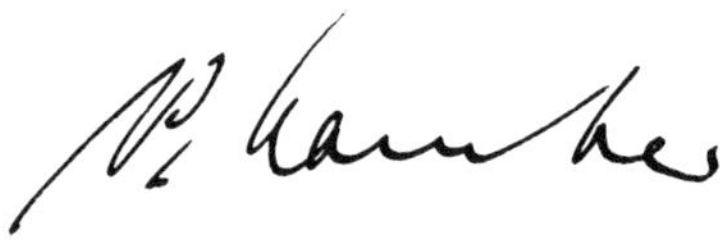

Mein lieber Freund

Mein lieber Freund, auf unserem langen Spaziergang durch den Herbstwald hast Du mir von Deinen seelischen Schmerzen erzählt, die Dich jetzt Tag und Nacht quälen und die Dir sogar die Freude am Leben genommen haben. Die Trennung von Deiner Liebe hat Dein Denken so sehr mobilisiert, daß Du die Sonnenstrahlen in den Zweigen der Bäume nicht gesehen hast, auch nicht die Vögel, die sich zu einem Schwarm gen Süden formierten, nicht das gefallene rotbraune Blatt auf der bemoosten Steinbank, und Du hast auch nicht gehört, wie der Bach mit leisem Plätschern die Steine umspülte. Deine Gedanken drehten sich im Kreis, drehten sich um die ständigen Fragen: Warum hat sie mich verlassen? Warum ist ihre Liebe vergangen? Warum liebe ich sie jetzt gerade um so mehr, in diesem Moment, in dem sie mich nicht mehr liebt? Wie kommt es zur Entliebung? Worin liegt meine Schuld? Kann diese Liebe zurückkommen? Was kann ich unternehmen, um Entliebung aufzuhalten? Kann eine zerbrochene Beziehung wieder gekittet werden? Kommt verschwundene Liebe wieder zurück? Wann kommt sie zurück? Wie werde ich mit meiner Sehnsucht fertig? Wie kann der Schmerz in meiner Seele gelindert werden? Handelt es sich nur um eine Krise oder um etwas Endgültiges?

Wir wanderten durch den Wald; ein Steinpilz am Fuß eines Baumes fiel Dir auf. Wir blieben stehen. Aber Du konntest ihn nicht in Ruhe und stiller Aufmerksamkeit betrachten, denn Deine Gedanken drehten sich unermüdlich um die Vergangenheit und die Zukunft. Dein Denken entwickelte Pläne und Strategien für Aktionen und Handlungen, die dazu dienen sollten, ja müßten, das für Dich Unfaßbare zu ändern. Du wolltest mit Deinem Denken dieses Problem lösen, so wie Du es bisher gewohnt warst, ein geschäftliches oder juristisches Problem zu lösen. Du hast meine Worte zwar zur Kenntnis genommen, aber sie konnten nicht eindringen in ein erkennendes Verstehen, so wie die Herbstbäume mit ihren fallenden Blättern nicht eindringen konnten in Dein seelisches Schauen. Du warst beherrscht vom Denken und Grübeln, konntest nicht nachsinnen.

Dieses Leiden ist jetzt für Dich eine Chance zur Reifung. Deshalb schreibe ich Dir, wenn meine Zeit es ermöglicht, jeden zweiten Tag einen Brief, um Dir dabei zu helfen, dieses Leiden als etwas Sinnvolles zu durchleben und daran zu wachsen.

Heute war wieder ein sonniger Tag. Die Wolken zogen in großen geballten Formationen über den Himmel, und der Sonnenuntergang war orangerot, nicht dunstig, son-

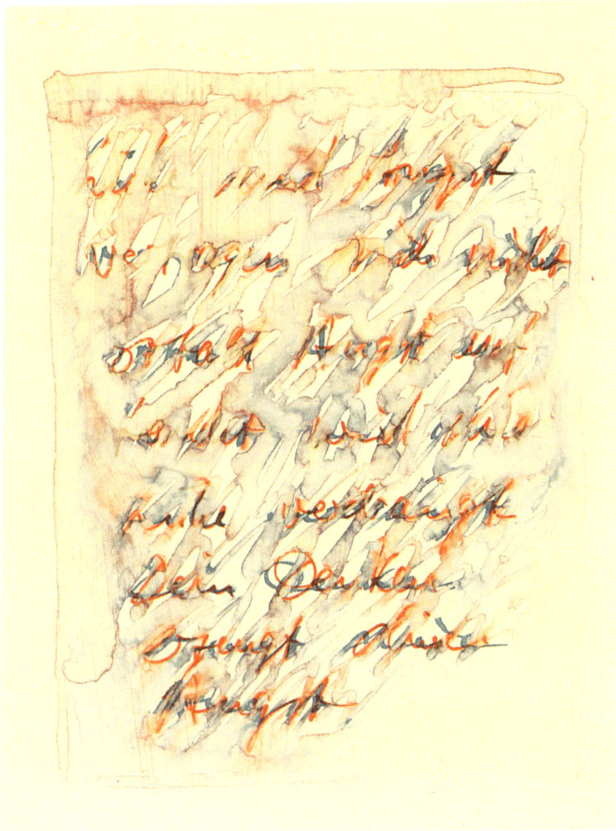

dern erstaunlich klar. Hast Du ihn gesehen? Die Sonne stand groß am Horizont, und ihr Licht war warm und doch auch kühl. In sieben Monaten, im Mai, sieht die Sonne wieder anders aus. Ist Dir das schon einmal aufgefallen?

Zum Schluß meines ersten Briefes möchte ich Dir einen schönen Satz des Poeten Tagore schenken, der eine heilende Wirkung entfalten kann: »Im Lichte dieses verschwenderischen Frühlingstages, mein Dichter, besinge die, die ohne zu zögern vorbeieilen, die lachend dahinfahren, ohne sich umzusehen, die aufblühen in einer Stunde taumelnden Entzückens und ohne Klage verwelken in einem Augenblick.«

Emotion und Ratio

Heute schreibe ich Dir noch kurz vor Mitternacht. Du hast mir erzählt, wie wunderbar leicht und unkompliziert Eure Liebe war. Sie war nicht getrübt von Sorgen und Problemen. Es gab keinen Streit und keine Meinungsverschiedenheiten. Der Entfaltung Eurer Gefühle stellte sich nichts entgegen, deshalb konnten sie voll aufblühen. Du wolltest Dich aber binden, sie wollte es offensichtlich nicht. Ich weiß nicht um den Grund, nicht um die Gründe, weshalb sie sich von Dir getrennt hat. Entscheidend ist: Sie hat sich von Dir getrennt. Du aber versuchst nun, Dich dieser Trennung entgegenzustellen. Je intensiver Du jedoch versuchst, ihre ›Entscheidung‹ rückgängig zu machen, desto mehr führt das zur Trennung. Versuche nicht, sie ›umzustimmen‹, manipuliere nicht durch Anrufe und Briefe ihre Entscheidung, versuche auch nicht, die Liebe mit irgendwelchen rationalen Argumenten wiederzubeleben. Über sprachliche Argumentation erreichst du genau das Gegenteil: Du treibst sie immer weiter von Dir weg. Sobald der Wille ins Spiel kommt, entsteht eine Form der Gewalt und fordert den Gegenwillen, die Gegengewalt heraus. Der Wille hat im Berufsleben seinen Sinn; es gilt, Aufgaben zu lösen, Dinge zu erledigen sowie Energie und Tatkraft einzusetzen. Im Beruf führt das zum Erfolg, in der Liebe aber nicht.

Es gibt auch nichts mehr zu erobern, denn ihr hattet Euch bereits erobert. In diesem Moment treten zwei Menschen in eine sehr sensible und labile Phase ihrer Liebesbeziehung. Die Verliebtheit führt schnell zu einem ›Liebesverhältnis‹. Ein solches Liebesverhältnis ist wunderschön – bis zu einem Punkt, und zwar bis zu der Sekunde, in der plötzlich die Beziehung entsteht. Aus der Verliebtheit, die leicht, frei und voller Bewunderung ist, tritt – durch eine Bemerkung, ein Ereignis, eine Frage – der Beziehungsgedanke dazwischen. Beziehung ist weder positiv noch negativ. Wenn ihr beide eine Beziehung wollt, entstehen zunächst keine Spannungen.

Die Liebe ist etwas Seelisch-Emotionales, eine Beziehung aber ist vom Emotionalen etwas Unabhängiges. Die Liebe geschieht in der Dimension des Seelischen, die Beziehung dagegen entfaltet sich in der Dimension der Gedanklichkeit. Das Seelische gebiert seine eigene Lebendigkeit, während das Gedankliche seine eigenen Muster entwickelt. Das Seelische genießt den Duft des blühenden Jasmin, das Gedankliche benennt den Duft und vergleicht ihn mit anderen Düften. Das Seelische erlebt, das Gedankliche wertet, plant, analysiert und strukturiert.

Emotion und Ratio, Seele und Geist: Beides gehört

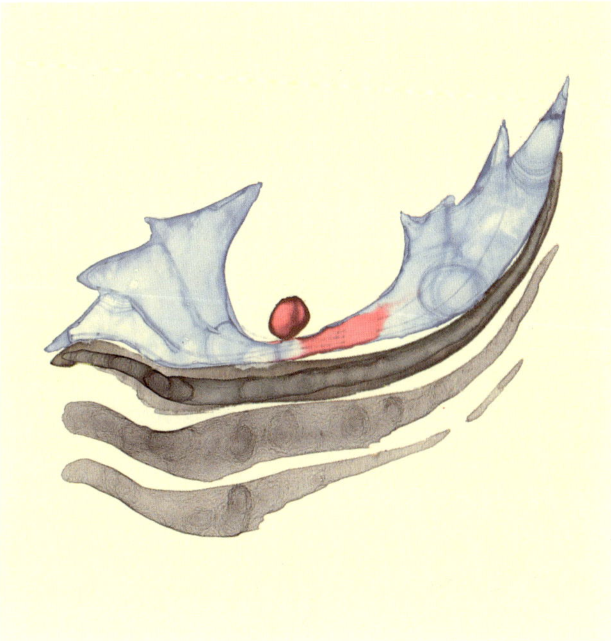

natürlich zusammen, gehört zur Einheit jeder Person. Verwirrung und Kompliziertheit beginnen, wenn sich diese beiden Dimensionen begegnen und sich miteinander mischen. In welcher Dimension befindet sich gerade der andere? Es gehört sehr viel Wachheit und Aufmerksamkeit dazu, das bei sich selbst zu erspüren und vor allem auch beim anderen zu erfassen.

Wir dürfen Seelisches und Rationales nicht miteinander vermischen. Es gehört sehr viel Disziplin und Ordnungskraft dazu, sich der Unterschiede bewußt zu sein, in jedem Moment. Keine Sekunde darf diese Wachsamkeit ermüden, denn an diesem Punkt liegt die Wurzel für Glück oder Unglück der Liebe.

Ich würde mir wünschen, die Menschen könnten diesen Punkt deutlicher sehen und miteinander darüber offen reden. Dieser Punkt ist aber nicht bekannt, ist überschattet von den vielen Vorurteilen über die Liebe. Wir sind nicht wach und bewußt genug. Zwar mögen wir ausgeschlafen, voller Energie und Tatkraft sein, dennoch fehlt uns darüber hinaus die Möglichkeit, genügend Helligkeit und Klarheit auf diesen Punkt zu richten. Es heißt, Liebe mache blind. Ist es die Liebe, die blind macht? Oder sind wir es vielleicht, die blind sind?

Wir befassen uns viel zuwenig mit uns selbst, leben meist in der Dimension der Ratio und handeln ›vernünftig‹. Erleben geschieht aber in der Dimension des Seelischen. Die Seele ist die Dimension der Liebe. Die Ratio ist die Dimension der Analysen aus der Vergangenheit und der Prognosen in die Zukunft. Die Liebe aber, das seelische Erleben, kennt weder Vergangenheit noch Zukunft.

Die Ratio kann uns helfen, aber sie kann uns auch behindern. Das Liebesverhältnis ist das Seelische, es ist das Elementarste. Das Zentrum unseres Seins ist die Gegenwart dieses Erlebens. Wenn sich aber die Ratio darüber ›hermacht‹ – und das geschieht durch das Beziehungsdenken –, dann wird das Elementare aus seiner Ursprünglichkeit herausgehoben und auch zugedeckt, dann entstehen die Probleme. Also: Du schaffst Dir Deine Probleme, sobald das Grübeln beginnt, das Denken einsetzt – und das oft sehr schnell, mitunter schon in der ersten einsamen Nacht.

Angst und Liebe vertragen sich nicht

Du hast mir nach der Trennung sehr offen von Deinen Angstgefühlen erzählt, von Deinen panischen Gedanken, Deinen Ideen und Reaktionen. Woher kommt diese Trennungsangst? Gibt es eine Urangst des Kindes, die darin begründet liegt, von den Bezugspersonen verlassen zu werden? Hat Deine Angst damit zu tun? Oder ist es vielleicht die ganz andere Angst, Angst, nicht angenommen zu werden, Angst, nicht liebenswert genug gewesen zu sein, dem anderen nicht genügt zu haben? Warum erzeugt eine Trennung Angst? Und wer erzeugt sie? Ist diese Angst schicksalhafter Begleiter jedes Menschen? Oder können wir uns auch ohne Angst begegnen und wieder trennen?

Du beobachtest überall den Wandel. Die Wolken am Himmel formieren sich, und sie lösen sich wieder auf. Im Frühjahr brechen die Knospen auf, die Blätter kommen hervor, in diesem hellen Grün, das zart und transparent erscheint. Die Bäume stehen kurze Zeit in der Blüte, und nicht aus jeder Blüte entwickelt sich eine Frucht. In der

Natur verharrt nichts Lebendiges in seinem Zustand; alles verändert sich ständig. Selbst die Materie kennt keinen Stillstand – der Stein im Flußbett verändert seine Form und seinen Platz im Laufe der Jahre und Jahrzehnte.

Das Sensibelste des Lebendigen ist die Seele. Die Angst gehört zum Seelischen; sie ist ein unangenehmes Gefühl. Auch die Angst kommt und geht. Wer erzeugt die Angst? Wo liegt ihre Ursache? Die Seele hat sie nicht geschaffen – Angst ist nur eine seelische Reaktion. Wenn beispielsweise ein Auto auf Dich zurast, springst Du spontan zur Seite. Angstgefühl und Reaktion gehören zusammen. Diese Angst ist höchst lebendig, und so schnell, wie sie kommt, klingt sie auch wieder ab. Es gibt aber auch die ganz anderen Ängste, die sich in Dir einnisten und dadurch ständig vorhanden sind, weil sich das Denken damit befaßt. Von dieser Angst spreche ich, wenn ich sage, das Denken sei die Quelle der Angst.

Liebe und Angst vertragen sich nicht. Sobald Angst auftaucht, wird die Liebe verdrängt. Dein Denken erzeugt diese Angst. Du bist es also selbst, bist es durch Dein Denken, der die Angst ins Spiel bringt. Dein Denken ist der Verursacher der Angst. Da Du die Angst durch das Denken erzeugst, kannst Du sie auch selbst wieder beenden. Das Denken klammert sich an das Erlebte, stellt sich durch das Gedächtnis das Erlebte vor und möchte es festhalten beziehungsweise wiederholen. Sobald Du nach dieser Wiederholung strebst, Dein Denken danach strebt, schleicht sich die Frage ein, ob es sich auch wiederholen läßt. Mit dieser Frage entsteht die Angst, daß dies alles nicht Deinem Willen unterliegt, daß es ganz anders kommen könnte, daß das, was Du willst, vielleicht nicht der andere will.

Alles Lebendige ist frei, und Deine Freiheit läßt sich nicht mit dem Denken beherrschen. Es gibt keine Sicherheit; Du kannst nur abwarten und schauen, was geschieht. Das Denken aber will nicht schauen; es sucht Sicherheit und will reproduzieren. In diesem Moment entsteht die Angst. Du fühlst völlig richtig: Es gibt keine Sicherheit, allenfalls Wahrscheinlichkeiten, aber die sind nicht sicher. Das Lebendige des Seelischen ist frei, unbestimmt, unbestimmbar und fließend. Wenn die Angst entsteht, dann will das Denken manipulieren. Lebendiges aber läßt sich nicht manipulieren – und die Angst ist da. Sie warnt Dich, sie sagt Dir, daß Du etwas falsch machst, daß Du das Denken loslassen sollst, jede Manipulation aufgeben sollst, Dich der Unsicherheit preisgeben sollst, damit die Dinge im Fluß bleiben können.

Sobald das Angstgefühl auftaucht, sagt es Dir, daß sich Dein Denken eingemischt hat. Das Denken greift bemächtigend nach etwas, wonach es nicht greifen soll. Laß daher mit dem Denken das Denken wieder los – und die Angst verschwindet.

Die Angst hat eine hilfreiche Funktion, wenn wir reagieren müssen, um einer konkreten Gefahr auszuweichen. Entstünde diese Angst nicht, würdest Du nicht zur Seite springen, wenn das Auto auf Dich zukommt. Die Angst kann aber auch einen sehr störenden Einfluß haben, dann nämlich, wenn Du Deine Lebendigkeit entfal-

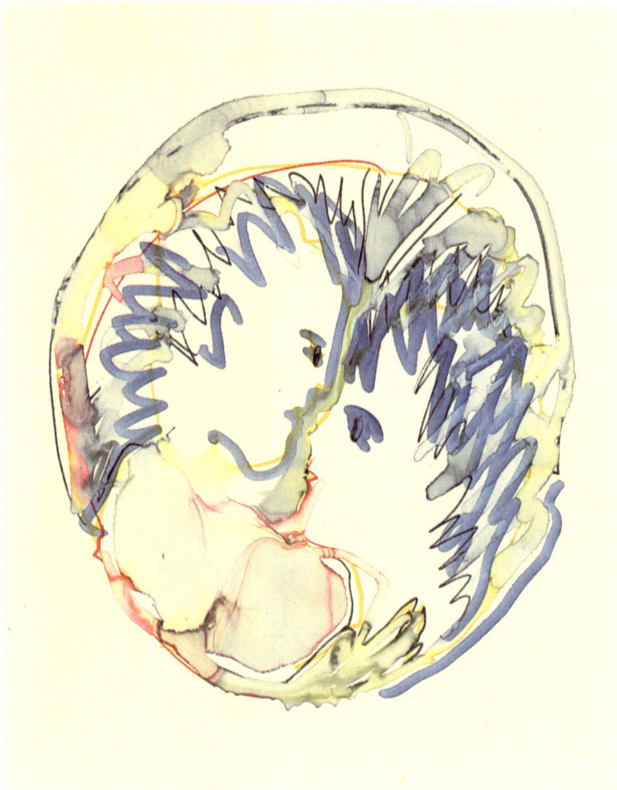

test. Mit einer Angst, die sich durch Gedanken im Gehirn eingenistet hat, wird Liebe gefährdet. Angst und Liebe vertragen sich nicht. Liebe ist aufmerksame Zuwendung, Angst führt zu schützender Abwendung. Man kann sich nicht zuwenden, also offen sein, und gleichzeitig abwenden, sich verschließen. Liebe öffnet, Angst verschließt. Beides zugleich führt zu innerer Spannung, zu einem Zustand der Unbeweglichkeit und der Starre; dadurch entstehen psychosomatische Symptome, etwa Kopfschmerzen, Herzrhythmusstörungen, Magen- und Darmbeschwerden. Es entsteht eine ambivalente Situation: Die Seele möchte fließen, und das Denken behindert und blockiert diesen Fluß. Die Seele möchte etwas, das Denken nicht, Du willst einerseits und kannst aber nicht – ein quälender Zustand.

Das Denken ist der Erzeuger der Angst. Sie kommt in diesem Fall – es geht jetzt um die neurotische Angst – aus Dir selbst, aus Deinem Denken, das Dich behindert. Die Kunst des Lebens besteht deshalb darin, die Seele fließen zu lassen, wenn sie liebt, und das Denken zurückzunehmen. Das Denken hat andere Aufgaben; es ist ein Instrument, um Denkprobleme zu lösen. Die Liebe ist kein Denkproblem. Wenn sich das Denken einmischt, dann ist das falsche Werkzeug aktiv. Das Denken kann nicht die Fragen beantworten: Warum liebe ich? Warum liebe ich nicht? Diese Fragen sind nicht ›rational‹ beantwortbar. Die Liebe kann auch nicht über das Denken und den Willen erzeugt werden. Das Denken kann die Liebe allerdings vertreiben. Wenn sich das Denken einmischt, wirkt es wie Sauerstoffentzug auf die Flamme, die dadurch erlischt. Das Denken erzeugt Angst, und diese entzieht der Flamme die Nahrung.

Das Denken ist immer gegenwärtig. Es erzeugt stets kleine Angstimpulse; das geschieht im Bereich des Normalen. Wenn das Denken jedoch über diese Impulse hinaus die Macht an sich reißt – und das geschieht bei den meisten Menschen sehr oft –, dann erstickt die Flamme, und wir stehen ratlos vor der Asche.

Das Phänomen Zeit

Ich möchte Dir heute etwas über das Phänomen der Zeit schreiben. Es geht mir nicht um die Uhrzeit, die ein physikalisches Maß darstellt, sondern es geht mir um die psychologische Zeit, also um das Zeiterleben. Im Erleben kann die Zeit ›lang‹ werden oder ›kurz‹. Wenn die Zeit im ›Flug vergangen‹ ist, dann hast Du Dich in der Gegenwart vergessen. Und wenn die Zeit endlos lang erscheint, dann entsteht das unangenehme Gefühl von Langeweile, das heißt, es währt etwas eine Weile, die Dir deshalb bewußt wird, weil nichts Erregendes geschieht, was Deine Aufmerksamkeit hervorrufen könnte. Sobald die Aufmerksamkeit wieder gefesselt ist, verfliegt die Langeweile, und es wird wieder ›kurzweilig‹.

Im Erlebnis der Liebe, wenn Deine Wachheit hell und klar ist, gehst Du voll und ganz in der Gegenwart auf, denn Liebe geschieht angstfrei in der Gegenwart. Danach – wenn die Liebe nicht mehr gelebt wird – setzt wieder das Denken ein. Ein Erlebnis ist vergangen; es wird automatisch im Gedächtnis gespeichert. Das Material für das Denken sind Gedächtnisinhalte. Das Gehirn stellt sich das Vergangene vor und läßt es nochmals vor dem ›geistigen Auge‹ vorüberziehen.

Ich war gestern spazieren. Die Herbstsonne wärmte mein Gesicht, ein Vogel flog vorbei und setzte sich auf einen Zaunpfosten; mit vibrierenden Schwanzflügeln stand er da und flog auf, als ich näher kam. Auf dem Moos am Waldrand hingen noch Regentropfen, die in der Sonne glitzerten. Meine seelische Verfassung war ruhig, still und glücklich. Das war gestern, und ich fasse es jetzt in Worte, die Du nachempfinden kannst, weil Du Gespeichertes in Deinem Gedächtnis hast, ähnliche Beobachtungen und Empfindungen, so daß Du mich verstehen kannst. Ich spreche von Vergangenem, und Du erinnerst Dich an ähnlich Vergangenes. Aber das Vergangene ist nicht mehr das Erlebnis selbst. Es ist unwiderruflich Gestriges. Das Denken holt das Gestrige aus dem Gedächtnis hervor und läßt es Revue passieren, um es entweder festzuhalten oder zu verdrängen. Gestriges ist totes Material; es existiert nur noch im Gedächtnis.

Das Denken produziert also den Wunsch nach Wiederholung. Wenn ich aber das Erlebte nicht mehr nachvollziehen will, weil es mich schockiert oder geängstigt hat, dann wünsche ich es zu vermeiden. Der Drang nach Wiederholung oder Vermeidung mobilisiert das Denken.

Du hast Liebeskummer. Das führt dazu, daß Du Dich mit Deinem Denken und Deinen Vorstellungen in die Vergangenheit begibst. Du spielst vor dem ›geistigen Auge‹

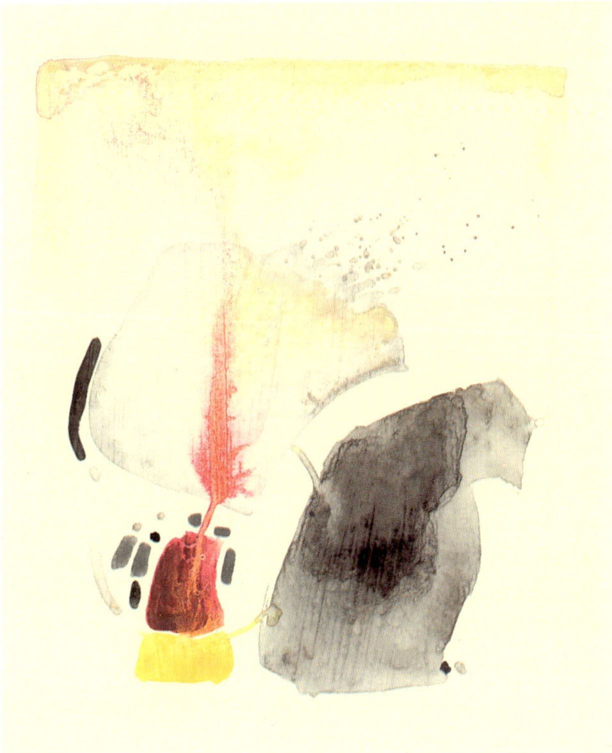

nochmals alles durch. Es war so schön, diese Situation und jene – und nun soll das vorbei sein? Die Wiederholung ist jedoch unmöglich geworden – das ist die Wurzel für Deinen Kummer, Deine Traurigkeit und Deine Melancholie. Es ist unwiederbringlich verloren, denn die Vergangenheit ist etwas Totes. Dieses Sterben geschieht in jeder Sekunde, aber es wird Dir nicht bewußt, es quält Dich nicht. Sobald aber das Denken den Wunsch nach Wiederholung erzeugt, quält es Dich.

Sterben ist ein alltäglicher Vorgang, etwas ganz Natürliches; es fällt Dir zumeist nur nicht auf. Nun aber, durch die Trennung, ist Dir die Wiederholung genommen – Dein Denken projiziert die Vergangenheit in die Zukunft. Die Vergangenheit soll auch zukünftig wieder anwesend sein. Die Zukunft ist aber auch etwas Totes, denn sie existiert noch nicht, ist nur eine Vorstellung. Phantasien sind nicht real; sie scheinen nur realisierbar, bleiben jedoch Schein. Warum beschäftigt sich das Denken mit dem toten Vergangenen und einem unrealen Schein? Ist es nicht absurd und verrückt, sich damit zu befassen? Und dennoch geschieht es täglich bei fast allen Menschen, besonders nach einer Trennung. Weil es so häufig geschieht – muß es deshalb so sein?

An dieser Stelle sei ein Satz von Honoré de Balzac zitiert: »Man liebt zweimal, das erstemal in der Realität und das zweitemal in der Erinnerung.« Im Zustand des Liebeskummers nach einer Trennung liebt man nochmals, weil der Verlust das Verlorene in ein helles Licht der Erinnerung rückt. Das Verlorene erscheint besonders begehrenswert. Wenn die Wiederholung versagt wird, gerade dann wird die Wiederholung besonders herbeigewünscht. Was wir nicht mehr haben können, gewinnt an besonderem Wert für das Denken. Bin ich jedoch das Denken? Nein. Es ist nur ein Teil von mir. Bin ich im Zentrum meiner Existenz das Denken? Ich bin es nicht. Mein Zentrum ist nicht das Denken, es ist die Seele. Der Körper ist die materielle Basis.

Ein Lied erklingt auf einem Instrument. Das Instrument, das Holz, die Saiten, sind sie das Zentrum? Ist die Melodie, die im Gedächtnis gespeichert ist, das Zentrum? An diesem Beispiel erkennst Du: Beides, Instrument und Melodie, sind notwendig, aber das Zentrum, damit das Lied erklingt in der Form, wie es erklingt, ist der Spieler. Die Melodie ist im Gedächtnis gespeichert, das Instrument ist der Klangkörper, und der Spieler ist die Seele. Dieses seelische Zentrum spielt auf dem Instrument Körper das Lied der Gegenwart.

Laß die Vergangenheit entschwinden, und laß die Zukunft in Ruhe – Du hast keine Macht über sie. Es gibt nur ein wirkliches Erleben, und das geschieht in der Gegenwart aus dem seelischen Zentrum heraus. Gestern saß der Vogel auf dem Zaunpfosten, heute sitzt er dort nicht mehr. Was nützt es, ihn mit dem Denken und der Vorstellung wieder auf diesen Pfosten zu projizieren? Das Denken will das Vergangene festhalten und wiederholen. Das Vergangene ist im Gedächtnis gespeichert als Melodie. Du kannst dieses Lied wieder neu erklingen lassen – mit Deinem Körper auf einem anderen Instrument. Auch wenn man Dir ein Instrument wegnimmt – die Melodie kann auf einem anderen Instrument gespielt werden. Klammere Dich nicht an die Materie. Die Seele ist frei. Die Seele – und dort bist du wirklich – will singen, tanzen und spielen, in der Gegenwart.

Verschwende Deine Energie nicht mit Vergangenem oder mit Zukünftigem. Es gibt nur eine psychische Zeit, und die ist völlig unabhängig von der Uhrzeit – die Sekunde des gelebten Augenblicks. Während Du grübelst, weil Du Dich dem Denken anheimgibst, fließt die Wirklichkeit vorbei. Das einzige, was wirklich unwiederbringlich verschwindet, ist diese Realität. Der Vogel sitzt nie wieder auf diesem Pfosten, das Licht spiegelt sich in wenigen Sekunden nicht mehr auf diesem Wassertropfen. Das Denken raubt Dir diese Gegenwart. Kein Denken, und sei es noch so logisch, ist so bedeutungsvoll wie diese Sekunde in diesem einen Moment, der jetzt vergangen ist.

Distanz und Nähe

Ich habe gestern von der Bedeutung der Gegenwart geschrieben, von der seelisch erlebten Zeit, die völlig unabhängig ist von der physikalischen Uhrzeit. Der menschliche Geist versucht, möglichst alles genau zu planen, zu fixieren und zu präzisieren. Er wirft dieses Netz über alles Lebendige, und er möchte so die Freiheit der Lebendigen ›in den Griff‹ bekommen.

Ähnlich ist es mit dem Problem Distanz und Nähe in der mitmenschlichen Beziehung. Die Distanz zwischen zwei Menschen ist etwas völlig Natürliches. Durch die Liebe geschieht eine Annäherung, mitunter die völlige Aufhebung der Distanz. Dieser Vorgang ist etwas Lebendiges, und er läßt sich deshalb nicht fixieren. Es handelt sich um eine Schwingung, die rhythmisch geschieht. Distanz und Nähe als gegenteilige Pole müssen schwingen, damit eine Beziehung funktionieren und die Liebe sich entfalten kann.

Die meisten Menschen sind zu distanziert; sie halten sich zurück, und es fällt ihnen schwer, angstfrei in die

Nähe zu einem anderen hineinzuschwingen. Ist es ihnen allerdings einmal gelungen, dann wollen sie diese Nähe festhalten; dadurch entsteht eine Anspannung, eine Verkrampfung. Man sollte also die Nähe wieder loslassen können und angstfrei zurückschwingen in die Distanz, denn nur aus der Distanz heraus bildet sich wieder die Energie für ein Zurückschwingen in die Nähe. Dieser Rhythmus muß sich ungehindert und gelöst realisieren können.

Die meisten Liebesbeziehungen scheitern an einem gestörten Verhältnis zu diesem natürlichen Rhythmus. Der eine will gerade jetzt Distanz, während der andere Nähe wünscht oder diese Nähe ausdehnen will, während der andere bereits zurückschwingt. Es gehört sehr viel Einfühlungsvermögen dazu, den Rhythmus des anderen zu erspüren und ihn seiner individuellen Schwingung zu überlassen, ohne Einfluß zu nehmen. Wir haben nicht gelernt, selbst gelöst zu schwingen und die Schwingungen des anderen sensibel zu erfassen.

Das Denken meint, es könne alles machen. Das Denken kann auf Materie Einfluß nehmen, es kann eine Maschine konstruieren, ein Haus bauen, ein Grundstück einzäunen, aber es kann nicht Distanz und Nähe ›machen‹. Hier hört der Einfluß des Denkens auf. Dennoch versucht das Denken, die Nähe zu arrangieren und oft genug auch zu erzwingen. Deshalb sage ich: Wenn das Denken sich mit seiner Rationalität des Machens einmischt, besteht allerhöchste Gefahr für die Liebe.

Du befindest Dich im Zustand des Liebeskummers.

Dein Denken sucht unermüdlich nach Lösungen, die eingetretene Distanz – die größte Distanz ist eine Trennung – wieder rückgängig zu machen. Alle Strategien, die das Denken ersinnt, sind jedoch sinnlos. Liebe ist etwas Emotionales, entstammt einer anderen Dimension als das Denken. Das Denken ist sozusagen der Liebe systemfremd. Deshalb sind alle Gedanken über Vergangenes und Zukünftiges bezüglich der Liebe sinnlos. Die Liebe ist etwas Seelisches, und Gedanken sind etwas Rationales. Wenn also das Rationale versucht, das Seelische zu manipulieren, dann liegt dort die Wurzel für das Scheitern.

Eine Trennung ist kein Denkproblem. Es geht auch nicht darum, Schuldfragen zu klären. Du hast nichts falsch gemacht, und sie hat nichts falsch gemacht. Es gibt nichts Falsches und Richtiges im Bereich des Seelischen. Es gibt Denkfehler, aber gibt es auch Emotionsfehler? Kann das Fühlen einen Irrtum begehen, im Sinne einer Rechenaufgabe? Ist Distanz falsch, ist Nähe ein Irrtum? Kennt Liebe bestimmte Bedingungen, die erfüllt sein müssen? Das Beziehungsdenken nennt Konditionen, die Liebe nicht. Sobald Liebe in eine Beziehung überzugehen beginnt, weil nämlich das Denken den Beziehungsgedanken ins Spiel bringt, vermischen sich die Dimensionen. Der Wechsel zwischen den Dimensionen kann ja gelingen; dann harmonieren Denken und Fühlen. Das ist der Sehnsuchtspunkt, an den sich alle klammern. Von der emotionalen Dimension der Liebe fasziniert sein und dann das Ganze zu befestigen durch das Beziehungsdenken – das kann in sehr seltenen Fällen gelingen. Wie selten das ist, hat uns keiner gesagt, und wir haben auch meist nicht darüber nachgedacht. Vielleicht sollten wir einmal darüber nachdenken – dann würde das Denken konstruktiv eingesetzt!

Wir scheitern nicht, weil wir schlechte Menschen sind, weil wir Fehler haben, Ängste, Neidgefühle, Schwächen und Selbstbewußtseinsstörungen. Wir scheitern wegen des Denkens, weil sich dieses Denken meist nicht produktiv, sondern destruktiv auswirkt. Das Denken sollte sich mit der Seele konstruktiv verbinden, sollte vor allem nicht die Macht an sich reißen. Es geht um das Zentrum, um den Kern unseres Seins, also um das Seelische, das so eng mit dem Emotionalen verbunden ist. Rationales ist dem lediglich beigeordnet.

Alle Kraft und Lebensenergie geht von der Seele aus. Erst wenn das Denken im Dienst dieser Energie steht, erst dann kann es konstruktiv werden im Sinne der Liebe. Wenn das Seelische frei fließen kann und den Intellekt als Instrument zur Verfügung hat – sofern er sich mit dieser Rolle begnügt –, dann kann die Entfaltung der Freude und des Glücks ungehindert geschehen. Stelle die Ratio also in den Dienst Deiner Seele und nicht umgekehrt – und das Loslassen wird zu etwas Schönem.

In der Gelöstheit liegt die konstruktive Kraft, im Zurückschwingen – zur Distanz bei einer Trennung – liegt die Möglichkeit für neue Nähe. Ich will Dir damit nichts versprechen. Das ist kein Trick. Über das Loslassen kannst Du nicht das Anklammern erzwingen, sozusagen durch die Hintertür. Aber wenn es überhaupt noch eine Chance

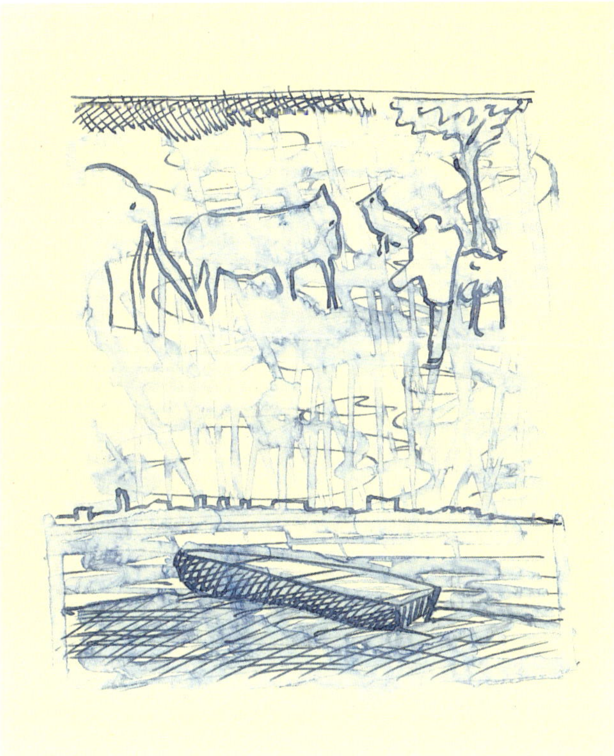

gibt, nach dieser Trennung, dann liegt sie im akzeptierenden Mitschwingen in die Distanz, denn nur aus Distanz wird wieder Nähe schön. Das ist das Geheimnis gelebter Liebe. Wenn Du das erkannt hast, wirklich erfaßt hast, nicht als logische Schlußfolgerung, sondern als ein Einfühlen mit der Seele – und das ist eben mehr und tiefer als nur logisches Denken –, dann gehst Du den Weg der Lebendigkeit.

Es geht also nicht darum, die Trennung aufzuheben, sondern es geht darum, daß Du so oder so gestärkt wirst. Beides gibt Dir Kraft, der Verlust wie der Gewinn, die Distanz wie die Nähe. Kannst Du das sehen? Beides ist gut für Dich. Laß das eine geschehen und auch das andere. Laß die Beziehung los, und laß sie wiederkommen. Wichtig ist nicht, daß sie wiederkommt, sondern daß Du den Zusammenhang verstehst. Du bist dann jedesmal daran gewachsen. Was nützt es Dir, wenn sie zurückkommt und wenn Du nicht an der Distanz gereift wärest?

Individualismus

Heute will ich etwas über den oft falsch verstandenen Individualismus schreiben.

Wir sind zunächst einmal Einzelwesen, die als leere Gefäße in die Welt treten und nach und nach von den Sinngebern (das bezieht sich nicht nur auf Erziehungspersonen) mit Inhalten gefüllt werden. Ich habe immer gesagt, sei authentisch und sei skeptisch gegenüber allen Dogmen, Normen und Regeln, die Dir im Laufe Deines Lebens von außen, egal von welchen Instanzen, vermittelt werden.

Authentisch sein heißt, alles zu überprüfen und nichts unkritisch zu übernehmen, weil es als ›Norm‹ von anderen vermittelt wird. Authentisch sein heißt, ein unabhängiges, freies Individuum zu sein. Nicht Fremdbestimmung soll uns dominieren, sondern die Selbstbestimmung ist der Weg in die Freiheit und die Lebendigkeit; darauf habe ich immer wieder, wie Du weißt, in allen Gesprächen mit vielen Erläuterungen hingewiesen. Individuell werden ist Selbstwerdung, nicht Rollen und Bildern hinterherlaufen.

Ich stelle das Individuum ins Zentrum und sehe den Vorgang einer authentischen Entwicklung als Individuation.

Ein wichtiger Gedanke darf dabei jedoch nicht unbeachtet bleiben. Es geht nicht darum, daß Du Dich als Individuum von anderen Menschen separierst. Es geht auch nicht darum, daß Du Dich in unsozialer Weise von den Mitmenschen abkoppelst. Individuation meint keinen Egoismus.

Im letzten Brief schrieb ich von der Schwingung ›Distanz und Nähe‹. Alle Menschen sind Einzelwesen, die sich auch so selbst erleben. Dennoch sind wir alle einander sehr ähnlich. Im Kern sind wir gleich. Davon unabhängig erschaffen wir Trennungen: Wir gehören einer Religion an, einer Bildungsschicht, einer Altersgruppe, einer Ideologie, einer politischen Partei oder Richtung, einer sozialen Schicht usw. Dieses Trennende verwechseln wir oft leider mit Individualität. Wir sagen: Ich bin Katholik, Akademiker oder Arbeiter, ich bin Sozialist oder Grüner, ich bin Kunstsammler, Anhänger dieser und jener Philosophie, ich bin Franzose oder Italiener, Moskauer oder Berliner, ich identifiziere mich damit. Unsere angebliche Individualität (Ist das nicht schrecklich?) wird durch solche Äußerlichkeiten bestimmt. Wir suchen unsere Identität, indem wir uns Normen und Gruppierungen anschließen. Solche Identitätsfindung aber geschieht durch Abtrennung von anderen. Separierungen dieser Art erscheinen uns als Individuation. Solchen Individualismus aber meine ich gerade nicht.

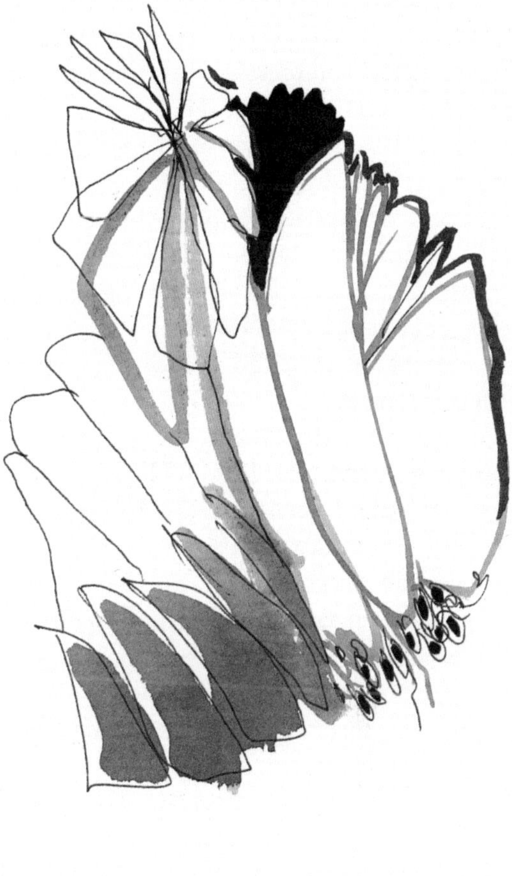

Wenn ich sage, sei authentisch, dann meine ich: Sei losgelöst von allen Gruppierungen, Dogmen, Regeln oder Normen, sei Du selbst, gehe zu Dir, zu Deinem Kern. Wenn wir das alle tun, jeder für sich, wenn wir uns von allen äußeren Identifizierungen loslösen und wirklich bei uns selbst sind, bei unserem Fühlen, also in unserer Seele, dann sind wir authentisch und dennoch den anderen nahe. Erst durch diesen Schritt wird alles Trennende überwunden. Ich bin gegen trennende Identifizierungen, weil sie die Ursache für Entfremdung sind. Du bist ›überzeugter‹ Katholik, und ich bin ›überzeugter‹ Protestant – und schon beginnt der Streit. Ich möchte anerkannt werden und recht haben, du natürlich auch. Ich vertrete eine Ideologie und du eine andere; wir tauschen unsere Wörter aus, argumentieren zwar rational, aber meist finden wir trotzdem nicht zusammen. Jeder fühlt sich mit seinem ideologischen Denksystem im Recht. So entsteht Trennung, nicht Individualität, und aus ihr erwächst Gewalt und Gegengewalt. Diese Trennung erschafft das Denken. Solch eine Trennung wird oft auch als positiver Individualismus bezeichnet. Selbstfindung meint aber etwas ganz anderes.

Authentisch werden heißt, einander ähnlich werden. Je authentischer ich bin und je authentischer auch du bist, desto näher kommen wir uns. Im Kern unserer Seele sind wir uns gleich. Je mehr wir diese Gleichheit fühlend erkennen – und das ist nur möglich über Authentizität –, desto mitfühlender können wir uns begegnen. Wir sind Einzelwesen; daran läßt sich nicht rütteln. Aber wir wollen aus dieser Distanz heraus in die Nähe der Begegnung schwingen. Und das ist Liebe. Wir suchen alle diese Nähe und Liebe, suchen nicht den Mißklang, sondern die mitfühlende Harmonie, denn nur sie macht uns glücklich. Die Menschen sind nicht so konstruiert, daß sie das Unglück suchen würden. Wir wollen alle frei, lebendig und authentisch sein. Dann sind wir uns auch am nächsten. Grenze Dich also nicht trennend ab als Individuum, sondern nähere Dich mit dem vollen Risiko Deiner individuellen Probleme den Problemen des anderen, und Du wirst entspannend feststellen, daß wir alle unter Gleichem leiden, feststellen, wie ähnlich wir sind, wie gleich wir fühlen und empfinden. Es entsteht ein mitfühlendes, liebendes Mitschwingen.

Warum schreibe ich Dir das? Du leidest unter der Trennung. Vielleicht leidest Du gerade deshalb so sehr, weil Du selbst viel zu abgetrennt in Identifizierungen lebst. Wirf alles Trennende über Bord, alle Ideologien und Gedankenbilder, sei authentisch – und Du kannst Dich viel leichter und schneller in Mitgefühl annähern. Dieser Individualismus ist kein Egoismus.

Sind ›Aussprachen‹ nützlich?

Ich habe Dir gestern geschrieben, daß Du Dich mit nichts, mit keiner Ideologie, keiner Religion und keiner sozialen Rolle, identifizieren brauchst. Damit gelangst Du natürlich automatisch zu der alten, aber stets aktuellen Frage: Wer bin ich?

Es geht nicht darum, sich selbst zu definieren. Das Denken entwirft bei vielen Menschen ein Selbstbild: Ich habe Abitur, mein Intelligenzquotient beträgt 125, ich spreche fließend englisch und spanisch, ich bin ein Ästhet, ich habe diese und jene Charaktereigenschaften, ich bin schwierig, doch kommunikativ, dabei sportlich und kulturell interessiert – ich bin dieses und jenes. So definieren wir uns selbst. Der Gesprächspartner definiert sich dann meist gleichfalls, und wir stellen Ähnlichkeiten und Differenzen fest. Viele Beziehungsgespräche drehen sich um solche Selbst- oder Fremddefinitionen. Der andere definiert dich, er sagt dir, wie er dich sieht oder erlebt. Wir sind Spiegel füreinander: Du siehst dich in mir gespiegelt, und ich sehe mich von dir gespiegelt, durch deine Definition. Wir vermitteln einander solche Persönlichkeitsbilder. Jeder vergleicht sein Selbstbild mit dem Fremdbild. Es kann unterhaltsam sein, sich gegenseitig mit Erklärungen so zu bespiegeln. Jeder ist sein eigener Psychologe, mit einer eigenen Psychologie. Solange das ein amüsantes Spiel ist ... Erwarte aber von niemandem eine wirkliche Aufklärung darüber, wer Du wirklich bist.

Eine Liebesbeziehung wird oft dazu mißbraucht, zu spiegeln und gespiegelt zu werden. Es wird viel zuviel geredet. Je mehr wir auf verbaler Ebene psychologisieren, desto mehr entfernen wir uns voneinander, anstatt uns anzunähern. Die Liebe kann sich nicht auf dieser verbalen Ebene entfalten, vor allem dann nicht, wenn die anderen Bereiche wegen der intellektuellen Konzentration zurückgenommen werden. Damit verurteile ich nicht Gespräche. Es ist nicht grundsätzlich falsch, miteinander zu reden, aber die meisten reden zuviel und über die falschen Themen.

Du hast mich angerufen und wolltest wissen, ob es sinnvoll wäre, nochmals eine ›Aussprache‹ mit ihr zu führen. Der Sinn der Aussprache soll sein, sich dadurch wiederzufinden und die Trennung rückgängig zu machen. Ich verurteile nicht, daß man miteinander spricht. Aber die Erfahrung zeigt, daß solche Aussprachen nur selten eine Trennung rückgängig machen können oder dadurch eine Annäherung erleichtert und die verlorene Liebe zurückkommen würde. Die Liebe geschieht nicht auf der sprachlichen Ebene. Die Liebe ist Ganzheit einer

Begegnung von Geist, Seele und Körper. Du kannst nicht über den Geist, also über die Worte allein, diese Ganzheit wiederbeleben. Eine ›Aussprache‹ führt eher zur Vertiefung der Trennung als zu ihrer Überwindung. Die Konzentration auf das Reden lenkt ab von der Ganzheit. Die vielen Worte, die vielen Möglichkeiten für Mißverständnisse, die in den Worten enthalten sind, sind eher ein Stolperstein für die Liebe. Wir schätzen in der Regel den Wert der Worte viel zu hoch ein. Wenn die Liebe entschwunden ist, kann sie nicht mit noch so schönen Worten ›zurückgeredet‹ werden. In diesem Bereich der Lebendigkeit überschätzen wir das Wort. Worte trennen schneller, als Du glaubst. Überschätze also nicht die Kommunikationsform des Gesprächs.

Wenn die Liebe verschwunden ist, dann kehrt sie durch keine noch so intelligent, schön oder interessant gewählten Worte wieder zurück. Es hilft Dir auch nicht, bei dieser ›Aussprache‹ ihre Hand zu ergreifen und zu drükken. Es hilft auch nicht, ihr Geschenke zu machen, sie mit Komplimenten zu überhäufen. Ich rate Dir deshalb von einer solchen Aussprache ab.

Es gibt keine Methode, eine vergangene Liebe zurückzuholen, wie es auch keine Methode gibt, eine bestehende Liebe am Leben zu erhalten. Du kannst tausend rote Rosen schicken, mit schönen Gedichten über Deine Gefühle – sie können keine entschwundenen Gefühle zurückzaubern. Sie wird Dein Bemühen anerkennen, aber diese Art von Anerkennung ist keine Gegenliebe. Sie wird Deine Worte ›zu schätzen wissen‹, sie wird Dich dafür ›als

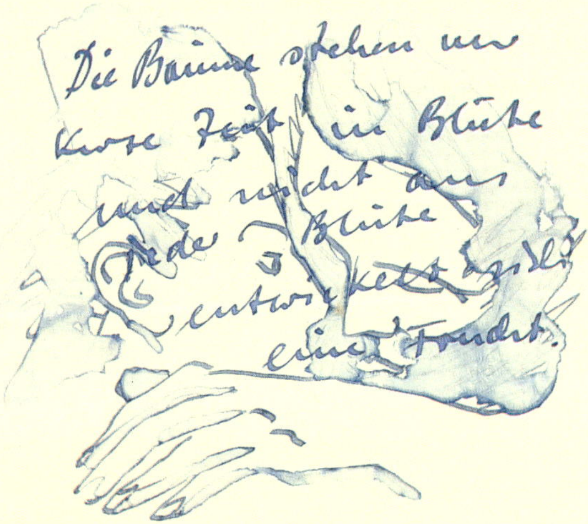
Die Bäume stehen nur
kurze Zeit in Blüte
und nicht aus
jeder Blüte
entwickelt sich
eine Frucht.

Mensch sympathisch‹ finden, aber das wird ihre Verliebtheit nicht erneut entfachen können.

Du meinst irrtümlich, sie brauche nun vermehrte ›Liebesbeweise‹. Es bedarf keiner Beweise, Geschenke oder Worte; alle diese Dinge gehören in den Bereich des Materialismus und des Machens. Das alles ist der Liebe wesensfremd. Die Liebe speist ihre Quellen aus etwas Geheimnisvollem, das Du nicht mit dem Denken erfassen kannst. Alles, was Du unternimmst, ist zwar anerkennenswert, aber es ist nicht entscheidend. Du kannst nichts ›machen‹, und deshalb hast Du auch keine Macht. Macht hat derjenige, der mit konkreten Mitteln (Geld oder Regeln) etwas bewirken kann. Dein Denken kann nur etwas bewirken, wenn es beispielsweise um die Lösung einer mathematischen Frage oder um einen Geschäftsabschluß geht.

Das Denken mit seiner Logik und seinen Verbalisierungen hat keine Macht über die Liebe. Je mehr das Denken machen will, desto eher erreicht es das genaue Gegenteil. Wenn die Liebe eine Chance hat, dann nur im Loslassen. Aber bedenke: Loslassen ist kein Trick, ist nicht etwas Machbares durch Nichtmachen.

Du mußt Dich dem Geheimnis beugen. Mit der Liebe betrittst Du die ganz andere Dimension des Lebens, die absolute Freiheit, die nur in völliger Losgelöstheit existieren, brennen und leuchten kann. Freiheit ist nicht machbar; sie ist ein Fallenlassen, ist ein Vertrauen ohne jegliches Mißtrauen. Sie ist das Fallen, auch in die Tiefen des Unglücks. Aus dieser Tiefe steigt dann mitunter – nicht immer, nicht vorhersehbar und planbar – ein unerwartetes Glück.

Die Liebe ist immer unerwartet, unverhofft und unprogrammiert; sie ist ein Geschenk des Lebens. Du kannst diese Gunst nicht erstreben oder erringen. Nur aus dem Nichtstun, aus dieser Gelöstheit entspringt mitunter die große Begegnung. Du solltest ein mitfühlendes Leben leben. Mitgefühl für alles Lebendige läßt Dich richtig handeln in den Dimensionen Deines Geistes, Deiner Seele, Deines Körpers. Im Mitgefühl wirst Du einheitlich und ziehst Dich nicht auf die Verbalisierung zurück, die ja nur ein Teil ist, ein Stück der kleinen und unwichtigen Rationalität.

Ohne Erwartung geschehen lassen

Liebesgefühle kannst Du nicht wieder herbeidiskutieren, wenn sie vergangen sind. Du solltest weder mit Worten zu begründen versuchen, warum Du liebst, und auch nicht erläutern, warum Du nicht oder nicht mehr liebst. Es nützt Dir nichts, sie zu fragen, warum sie Dich nicht mehr liebt. Entweder will sie Dir weh tun – und dann übertreibt sie die Gründe –, oder sie will Dich nur verletzen oder ärgern – und dann nennt sie erfundene Gründe. Oder sie will Dir nicht weh tun – dann verharmlost und verschleiert sie ihre wahren Gründe. All das nützt Dir nichts.

Emotionales läßt sich nur schwer in Worte fassen. Hinzu kommt, daß nur die wenigsten darin geübt sind, die eigenen Gefühle genau zu beobachten und sie dann auch noch beschreiben zu können. Wenn Liebesgefühle verschwunden sind, ist man traurig und oft über sich selbst betrübt. Wer seine Gefühle für den anderen schwinden sieht, entwickelt oft auch Schuldgefühle ihm gegenüber, weil er glaubt, ihn nur noch enttäuschen zu können, meint, nicht mehr fähig zu sein, das zu geben, was von ihm erwartet wird. Je größer er die Erwartung des anderen wähnt, desto schuldiger und belasteter fühlt er sich, und desto stärker wird der Wunsch, Abstand zu nehmen. Deshalb sage ich nochmals: Du solltest keine Erwartungen haben, weder an Dich selbst noch an den anderen. Liebesgefühle kann man nicht verläßlich erwarten.

Erwartung entsteht schon, wenn ich zum erstenmal sage: »Ich liebe dich.« Die meisten können das nicht unbefangen sagen, weil sie dann von zwei Erwartungen erdrückt werden. Die eine Erwartungshaltung ist: Wenn ich ihm sage, daß ich ihn liebe, dann wünsche ich mir, von ihm genauso wiedergeliebt zu werden. Wird er diese Erwartung erfüllen können? Ich begebe mich also in den labilen Zustand der Enttäuschbarkeit. Die zweite Erwartungshaltung wird in den Partner projiziert: Wenn ich ihm meine Liebe offenbare, wird er daraus sehr wahrscheinlich Ansprüche ableiten – daß wir nun eine Liebesbeziehung haben mit allen Folgeerscheinungen, zum Beispiel daß ich nur noch für ihn da sein soll, daß ich ihn häufiger treffe, daß ich mich auf seine Zeitpläne einstelle. Er wird eifersüchtig sein und mich an sich binden wollen.

Liebesgefühle geschehen aus der Freiheit des Erlebens heraus, geschehen überraschend und unerwartet, sind nicht dem Willen und einer Pflicht unterworfen. Mit dem Satz »Ich liebe dich« kann ich aber in die Pflicht genommen werden. Ich soll plötzlich, was so leicht und frei geschehen ist, in Zukunft auch wollen, ich soll dazu stehen; das erwartet der andere. Wäre denn Eifersucht

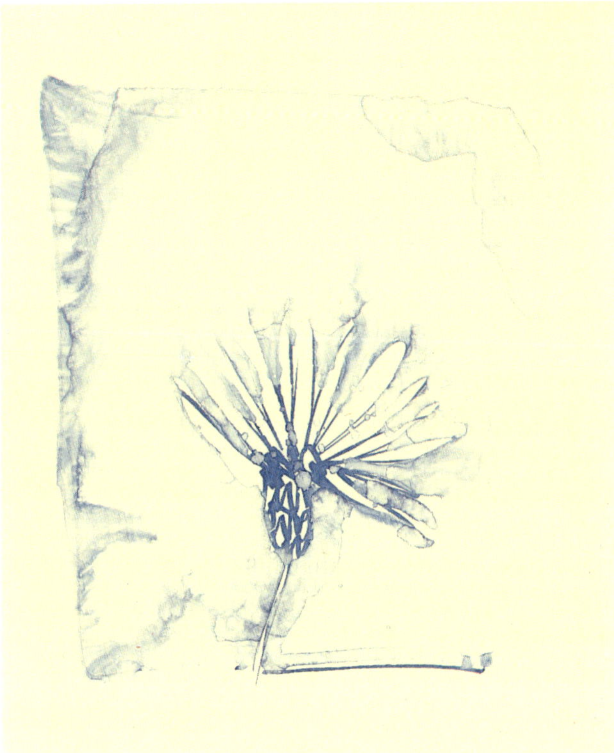

möglich, wenn wir solche Erwartungen nicht hätten? Der Satz »Ich liebe dich«, so schön er ist, im Augenblick ausgesprochen, dann, wenn er wahr ist, so ist er doch nur für diesen Augenblick gültig und wahr.

Darüber wissen wir so gut wie nichts. Man hat uns wenig über die Sensibilität der Gefühle erzählt, denn wir sind zur Rationalität erzogen. Die Logik des Denkens erwartet die Beziehung. Logik verpflichtet, verlangt ein System. Gefühle sind aber, wie bereits gesagt, die ganz andere Dimension, in der die Gesetze der Logik nicht gelten. Über die Gefühlsdimension dürfen daher nicht die Gesetze der Ratio gestülpt werden – sie decken sie zu. Schlußfolgern und eine Erwartung zu hegen ist das eine, Fühlen und Lieben ist aber das ganz andere. Du kannst Dir selbst das Erscheinen Deiner Liebesgefühle nicht befehlen, und ein anderer kann Dir durch seine Erwartung das erst recht nicht befehlen. Du bist keineswegs ›verantwortungslos‹, wenn Du Dich zu Deinen Gefühlen – und nur zu ihnen – bekennst. Auch deshalb sollte man nicht so viel über die Gefühle zum anderen reden, vor allem nicht auf rationaler Ebene. Das Reden kann allerdings auch ein Ausfluß der Gefühle sein. Dann kannst Du alles sagen. Ob Du redest oder schweigst – dieses Reden und dieses Schweigen sagen dann jedesmal: »Ich liebe dich.« Sobald Du aber anfängst, zu analysieren und in die Zukunft hinein zu projizieren, entfernst Du Dich aus dem Eigentlichen Deines Zentrums. Aus dem Zentrum des Fühlens heraus dürfen die Worte sprudeln, denn diese Worte sind expressiv und elementar. Der Liebende, der gleichfalls im

Zentrum ist, wird sie richtig empfangen und nicht darüber diskutieren. Diskutieren trennt Euch, die Worte heraussprudeln zu lassen führt zu mehr Nähe. Der analysierende Geist, der sich bereits abgetrennt hat, legt die Worte auf die Goldwaage der Erwartungen – und der Zauber verschwindet. Bewege Dich im Bereich des Zaubers, und verlasse ihn nicht. Sobald einer diesen Bereich verlassen hat, beginnen die Probleme. Du kommst schneller aus den Liebesgefühlen wieder heraus, als Du hineingekommen bist.

Sage ungehemmt und frei: »Ich liebe dich.« Diese Expression macht glücklich und frei. Denke Dir nichts dabei: Ohne Erwartungen zu fühlen und zu leben ist etwas Wundervolles, ist das größte Glück der Selbstentfaltung. Genauso frei und unkompliziert solltest Du auch folgenden Satz hinnehmen können: »Ich liebe dich nicht mehr, es ist vorbei.« Es ist in Ordnung, wenn es vorbei ist. Im Kommen ist das Gehen bereits enthalten; es ist die Einheit der Schwingung zwischen Distanz und Nähe. Liebesgefühle sind eine Schwingung, sie sind keine Konstante, sind nichts Materielles, kein Gegenstand, über den man verfügen könnte. Es gelten nicht die physikalischen Gesetze.

Du bist kein schlechter Mensch, wenn Du Gefühle nicht materialisierend festhalten kannst. Du brauchst deswegen keine Schuldgefühle zu haben. Niemand kann Dich verpflichten. Wenn Du das erkannt hast, dann wirst Du auch Deinerseits niemanden mehr verpflichten, daran festzuhalten. Du wirst alle Erwartungen und Fixierungswünsche aufgeben. Du wirst das empfangen, was Dir freiwillig gegeben wird. Mit diesem Erkennen beginnt sich die Freude über das Empfangene zu vergrößern, nicht zu schmälern. Du empfängst gelöst, weil Du loslassen kannst. Du lebst gelöst, weil Du frei bist. Du erwartest nicht mehr etwas anderes als die gleiche Freiheit des anderen. Das ist die Entspannung der Gelassenheit. Diese Entspannung ist die Basis für Gesundheit. Freiheit macht Dich seelisch und körperlich gesund. Freiheit heilt, Unfreiheit kränkt. Man braucht nicht über diese Freiheit zu diskutieren. Wenn sie da ist, dann wird jede Diskussion überflüssig.

Zum Abschied drückst Du ihre Hand, und dieser Händedruck ist voller Schönheit, voller Erkenntnis und Meditation. Auch Abschied zu nehmen ist Liebe. Zu dieser Reife sind wenige gelangt. Du hast jetzt die Chance dazu. Das Leben wird Dir noch viele Abschiede bescheren; das ist normal und natürlich. Reife ihnen entgegen. Sei jederzeit bereit dazu, dann kann auch hieraus – und das erscheint vielen paradox – Heilung, Gesundheit und Glückseligkeit erwachsen, denn Du hast ja nichts verloren. Du hast den Eintritt in den Strom des Lebens gewonnen. Wir werden zueinander gespült, und wir werden voneinander getrennt. Genieße die Nähe genauso wie den Abschied.

Keines tönt ewig wieder

Nach meinem letzten Brief sind nun einige Tage vergangen. Ich hoffe, es geht Dir besser. Es ist positiv, daß Du derzeit diese Trennungsphase erlebst; sie ist eine Chance für Deine Entfaltung. Ich möchte deshalb heute mit einem melancholisch-süßen, düster und doch auch hellen Gedicht von Hermann Hesse beginnen.

Blätter wehen vom Baume,
Lieder vom Lebenstraume
Wehen spielend dahin;
Vieles ist untergegangen,
Seit wir zuerst sie sangen,
Zärtliche Melodien.
Sterblich sind auch die Lieder,
Keines tönt ewig wieder,
Alle verweht der Wind:
Blumen und Schmetterlinge,
Die unvergänglicher Dinge
Flüchtiges Gleichnis sind.

Ich bin heute durch die herbstliche Landschaft gewandert. Die Sonne war klar, sehr hell, sie stand tief und warf lange dunkle Schatten. Es lohnt sich, an diesen Herbsttagen Spaziergänge zu machen. Die uns umgebende Natur ist so wunderschön, und wir könnten das jeden Tag sehen und genießen, wenn unser Denken uns nicht meist mit Plänen, Ideen und Strategien davon abhalten würde.

Der Wind wehte die Blätter von den Bäumen; sie senkten sich drehend auf den Waldboden und legten sich voller Leichtigkeit und Selbstverständlichkeit auf die Steine, auf das glitzernde Wasser des Baches und auf die bemooste Steinbank. Die Lieder Deines Lebenstraumes sind den Blättern ähnlich: Wenn die Zeit gekommen ist, lösen sie sich und wehen spielend dahin.

Du hast die Lieder Deines Lebenstraumes auch mir vorgesungen. Es sind zärtliche Melodien, die wir gerne singen, während um uns herum sich vieles verändert. Wir halten an diesen Melodien fest und singen sie immer wieder. Aber sterblich sind auch diese Lieder. Die Lieder in der Pubertät klingen anders als in der Adoleszenz. Die Melodien wandeln sich; mal sind sie leise und voller Anteilnahme, dann wieder expressiv drängend, voller Kraft und Optimismus. Wir gehen auf die Tatsachen zu oder wenden uns von ihnen ab. Es gibt die Tage, an denen wir uns leicht verlieben, und die Tage, die uns in großer Verwirrung und Unsicherheit zurücklassen.

Wie schön sind die Lieder der Kindheit, voll Intensität und Selbstvergessenheit. Sterblich sind alle Lieder, Du weißt das, keines tönt ewig wieder. Der Lebensbaum in seinem Wachstum hält sie nicht fest, sondern läßt sie los, wenn die Zeit gekommen ist. Alles hat seine Zeit. Die Knospe braucht ihre Zeit; sie scheint stillzustehen in den ersten Märztagen, wenn Du glaubst, sie müßte gleich aufbrechen. Und dann sind die Blätter eines Morgens da, in ihrem ersten Maigrün. Es scheint uns undenkbar weit, daß sie sich verändern könnten, daß im Oktober der Wind sie verwehen könnte.

Auch die Blumen und Schmetterlinge, die Dich im Sommer glücklich machen, im Selbstvergessen des Schauens so unvergänglich – sie sind nur flüchtiges Gleichnis für das Kommen und Gehen. Jede Begegnung hat ihre Zeit. Zeit des ersten Blicks, der ersten Worte, der ersten Berührung, die Zeit der Nähe voller Ewigkeitsgefühle und die Zeit der Distanz, die alles wieder in Frage stellt. Die scheinbar unvergänglichen Dinge: Alles ist nur ein Augenblick, gemessen an der psychologischen Zeit, in der Sekunden zu Minuten werden oder Stunden zu Sekunden. Jedes Erlebnis ist flüchtig. In der Begrüßung ist schon der Abschied enthalten, aber jeder Abschied enthält auch die Begrüßung. Wie die Natur in ständiger rhythmischer Verwandlung ist, so bist Du es auch, als ein Teil der Natur, als ein Teil dieses Ganzen.

Was der Wind im Herbst verweht, faßt das Frühjahr wieder zusammen, damit es erneut verweht werden kann. Kommen und Gehen, und Du bist ein Teil davon. Sei total und authentisch im Kommen, aber sei auch authentisch im Gehen. Die Seele und der Körper fließen mit, der Geist aber und sein Denken wollen sich dagegen wehren. Das Denken möchte festhalten, was nicht festzuhalten ist. Gefühle sind

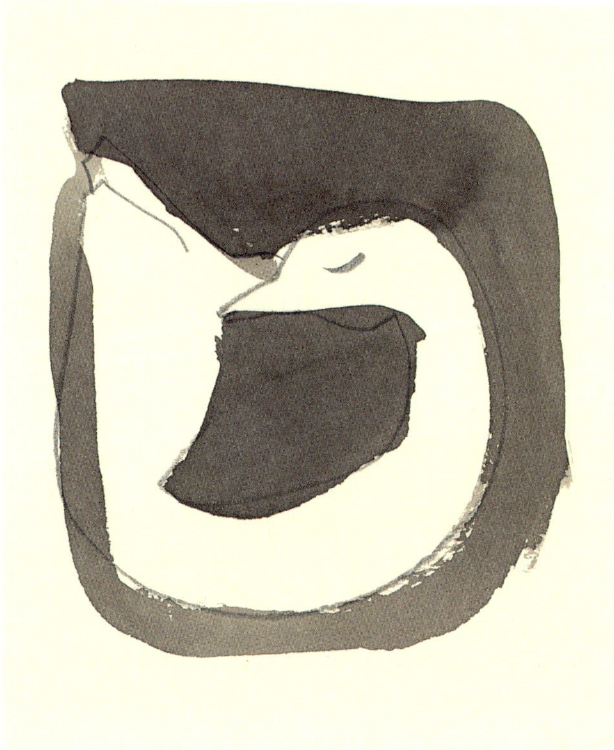

nicht festzuhalten. Der Wind wird kommen, der die Lieder vom Lebenstraum mitnimmt, und dann wehen sie spielend dahin. Die scheinbar unvergänglichen Gefühle, sie sind flüchtig, deshalb kein Grund für Schuldgefühle. Alles ist flüchtig, und alles weht spielend dahin. Du selbst wirst sterben und mit Dir die Gefühle, auch die Gedanken, Pläne und Ideen. Sterblich sind alle Lieder, keines tönt ewig wieder.

Aus der Knospe wird ein Blatt. Wir können nur schauen und lauschen. Du wirst Dir das Blatt nicht an den Zweig zurückdenken, wenn im Herbst die Loslösung erfolgt. Das Denken kann nichts wollen und konstruieren in der Welt der Gefühle, und das Denken sollte sich deshalb nicht einmischen, denn es geschieht unabänderlich, was geschehen muß. Es gibt keine konstanten Gefühle. Das Denken mag es wollen, erstreben und sich zurechtkonstruieren. Streben und Sterben, einmal das r vor dem e und einmal das e vor dem r – so klein ist der Unterschied zwischen dem, was das Denken will und was die Natur vollbringt. Sobald die Oktoberwinde da sind und die Sonne niedrig steht und ihre Schatten wirft, löst sich das Blatt vom Baum. Genieße den Flug des Blattes; er ist einmalig und unwiederholbar in seiner Schönheit.

Diese Schwingung von Distanz und Nähe, von Kommen und Gehen – sie schwingt weiter. Warum sträubt sich das Denken dagegen, einfach mitzuschwingen? Laß den Gefühlen ihren Lauf, und genieße ihre Entfaltung; gerade durch ihre Vergänglichkeit erhalten sie ihre besondere Schönheit. Das ist nur eine Tatsache, nicht gut, nicht schlecht, weder Du noch ich haben die Welt konstruiert. Wir nehmen nur mit all unseren Sinnen teil an diesem Geschehen. Sollen wir uns davor verschließen? Wir können nur aufmerksam daran teilnehmen, voller Mitgefühl – und das ist die Liebe.

Die Gesetze des Maimonds gelten nicht im Dezember

Heute beginne ich meinen Brief mit einigen Sätzen des indischen Schriftstellers Tagore. Lies sie bitte aufmerksam, und überprüfe Deine Gefühle dabei . . .

»Du darfst mich nie dafür verantwortlich machen, wenn du mir dein Herz schenkst. Wenn ich dir jetzt in Liedern mein Wort gebe und, nachdem der Sang verstummt ist, zu besonnen bin, es dir zu halten, mußt du mir verzeihen; denn die Gesetze des Maimonds gelten nicht im Dezember. Halte nicht immer an der Erinnerung fest, wenn du mir dein Herz schenkst. Wenn aus deinen Augen die Liebe singt und Lachen in deiner Stimme plätschert, dann werden meine Schwüre phantastisch sein und nicht kargend abwägen, was möglich ist, – du mußt ihnen auf ewig glauben und sie dann für immer vergessen.«

Ich versuche nun, diese Worte, Sätze und Inhalte mit meinen Worten psychologisch zu interpretieren beziehungsweise zu erweitern. »Wenn du mir dein Herz schenkst, darfst du mich nicht dafür verantwortlich machen«, sagt Tagore in wunderbarer Einfachheit. Ich bin nicht dafür verantwortlich, wenn du dich in mich verliebst. Ist die Rose dafür verantwortlich, daß mich ihr Duft verzaubert? Oft sind wir viel zu schnell bereit, den anderen dafür verantwortlich zu machen, daß unser Herz in seiner Nähe zu schlagen beginnt. Genügt es nicht, daß das Wunder der Lebensfreude und der Angezogenheit sich ereignet, daß ich aufmerksam und achtsam werde?

Aber Tagore geht noch viel weiter. Er bezeichnet die Worte der Annäherung als Lieder. Im letzten Brief habe ich Dir geschrieben, alles habe seine Zeit. Tagore bezeichnet das sogar als »Gesetz«. Die Worte und Lieder des Maimonds gelten nicht mehr im Dezember. Ich spreche nicht von Gesetz, ich sage nur: Es ist eine psychologische Tatsache. Deshalb ist jede Verliebtheit so bitter-süß, so hell und dunkel, zugleich melancholisch stimmend und Herzklopfen verursachend. Wir fühlen es tief innerlich, obwohl der Verstand es nicht wahrhaben will: laß mich dieses Lied singen, laß mich dem Zauber erliegen, aber mach mich nicht verantwortlich.

Verantwortung heißt, an der Erinnerung festzuhalten; es bedeutet, verleugnen zu wollen, daß alles seine eigene Zeit hat. Doch das ist völlig in Ordnung so. Die Gesetze des Maimonds gelten nicht im Dezember. Das ist Deine Situation. Du versuchst, Deine Partnerin jetzt in die Verantwortung zu nehmen, mit Deinen Wünschen nach Aussprachen, mit Briefen und Telefonanrufen. Wie gesagt: Du versuchst erst jetzt, nachdem sie sich von Dir getrennt hat, sie verantwortlich zu machen.

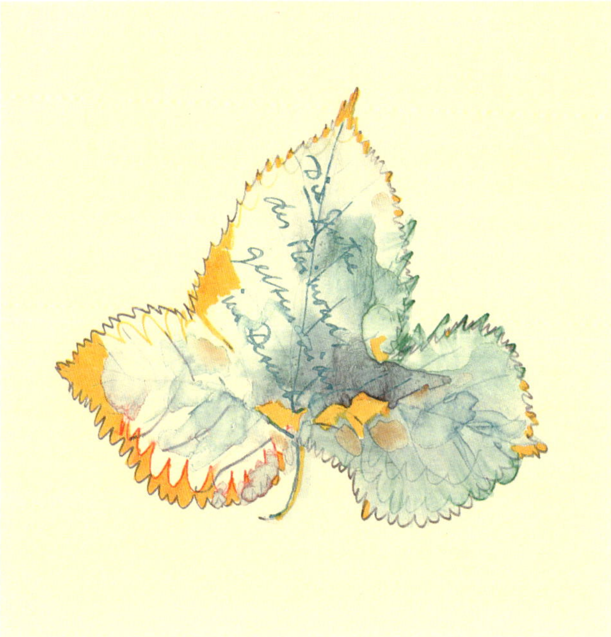

Ich habe Dir schon des öfteren zu erklären versucht, was Tagore in diesem einfachen Satz formuliert: »Halte nicht immer an der Erinnerung fest.« Die Dimension des Denkens hält sich an der Vergangenheit fest: Es war so schön, dieses und jenes war so beglückend. Und das Denken produziert das Wollen: Es soll wieder so sein, es soll wiederholt werden. Aber ich schrieb dir: Nichts läßt sich festhalten und nichts sich wiederholen, weil sich alles verändert. Du wandelst Dich genauso wie sie, der Fluß fließt weiter.

Die Liebe ist nicht verantwortlich zu machen, denn sie ist frei. Sie entsteht in Freiheit, und sie endet deshalb, wann und wo sie will. Tagore geht weit, sehr weit. Er weiß, daß im Augenblick, wenn aus den Augen die Liebe herübersingt und die plätschernden Worte voller Lachen sind, daß dann meine »Schwüre phantastisch« sein dürfen und auch nicht kargend abwägen sollen, was möglich sein wird. Es muß so sein, oder wolltest Du darauf verzichten? Soll sie Dir ihr Herz nicht schenken in einem Augenblick des Maimondes? Soll sie nicht Dein Gesicht streicheln, und sollen ihre Augen nicht lachen und sich freuen über diese liebende Nähe voller Zärtlichkeit? Soll das alles nicht geschehen, weil Du nach Deiner und ihrer Verantwortlichkeit fragst? Soll das Denken das Gefühl in dieser Stunde des Maimonds an die Zügel nehmen? Wird die Stunde dadurch nicht verkürzt? Und läuft es dann nicht dennoch darauf hinaus, daß Du das Weniger natürlich auch wiederholen willst. Wird dadurch nicht noch stärker das Begehren und Verlangen durch das Denken verstärkt?

Du darfst sie nie dafür verantwortlich machen, wenn sie Dir in diesen Augenblicken ihr Herz schenkte. Liebe braucht diese Freiheit, um atmend sich entfalten zu können. Die Stunde der Zärtlichkeit ist nicht die Stunde der Verantwortlichkeit. »Den Liebenden stäubt Mond / Ein sanftes Licht / Milchmild auf Meer«, sagt der Dichter Albert Ehrenstein. Die Dichter wissen es besser als die Moralisten und Sozialforscher, denn denen gefällt natürlich nicht Tagores Satz: »Die Gesetze des Maimonds gelten nicht im Dezember.« Die Gesetze des Denkens, die das Denken schafft, gelten nicht im seelischen Bereich; dort gelten die viel größeren und umfassenderen Gesetze, auf die das Denken überhaupt keinen Einfluß hat; und das ist auch gut so, denn sonst wäre die Verliebtheit entzaubert, sie würde erstickt und unmöglich gemacht.

Über die Verliebtheit sagt Albert Ehrenstein: »Blütenreich ist ihr Tag, der Abend still, es stillt sie gut sternübersternt die Nacht.« Wir benötigen diese Poesie, um ganz zu erkennen. Das Denken mit seinen Ideen teilt, analysiert und trennt. Die Poesie ist näher an der Wahrheit, näher an der Ganzheit. Zur Ganzheit gehört der Genuß der Annäherung in Freiheit ohne Bedenken, ohne Besonnenheit. Muß ich halten, was fließend geschieht? Soll ich daran festhalten und dich daran binden? Darf ich dein Herz festhalten, wenn es doch nur in Freiheit schlagen kann? Soll ich mich zurückhalten deswegen? Soll ich nicht sagen dürfen, wie ich jetzt fühle?

Tagore spricht von »Schwüren«, und er rät uns in seiner Weisheit: »Du kannst ihnen auf ewig glauben und sie dann für immer vergessen.« Empfinde die ganze Schönheit dieses wunderbaren Satzes, den ich jetzt noch ein wenig zugespitzt variiere: Was ich dir jetzt sage, mußt du auf ewig glauben und dann für immer vergessen. Ich habe niemals und nirgendwo außer bei Tagore die Problematik der Liebe in ihrer psychologischen Situation in einem einzigen Satz so deutlich und treffend (betroffen machend!) beschrieben gefunden. Er bedeutet: Laß mich dich lieben, laß mein Herz für dich schlagen, jetzt, in diesem Augenblick, laß meine Augen singen, laß das Lachen der Freude in meiner Stimme plätschern. In diesem Augenblick ist alles enthalten, es gibt nicht mehr zu erwarten.

Das ist die psychologische Zeit der Selbstvergessenheit. Es ist die Sekunde größten Glücks und gleichzeitig die Quelle größten Unglücks, wenn wir sie nicht dankbar verstehend annehmen. Du hast keine Wahl, Du kannst nur akzeptieren, voller Dankbarkeit für die sternübersternte Nacht, für das milchmilde Licht auf dem Meer und den blütenreichen Tag – oder in Verbitterung erkaltend erkranken.

Nicht kargend abwägen

Was ich Dir vorgestern geschrieben habe, hat Dir nicht gefallen, wie Du mir am Telefon sagtest. Du meintest, wenn man Tagore Glauben schenken würde, dann wäre auf nichts mehr Verlaß, dann könnte man seinen Gefühlen nicht mehr trauen, damit wäre keine Verantwortlichkeit mehr da und jeder wäre einsam, isoliert und allein. Ich versuche, Dir heute auf Deine Fragen und Deine Zweifel an den Liebesgefühlen zu antworten.

Was ist verläßlich? Gibt es eine Sicherheit, der man absolut vertrauen kann? Ist Liebe zur Treue verpflichtet? Das sind drängende und quälende Fragen, die Dich in Deinem seelischen Zustand des immer noch anhaltenden Liebeskummers bedrängen. Es ist von großer Bedeutung, sich mit diesen Fragen auseinanderzusetzen. Ich versuche, Dir jetzt einige Hinweise zu geben, ohne Dir einfache Antworten vorzulegen. Wenn ich deutlich antworte, dann wirkt die Antwort autoritär – Du übernimmst sie oder lehnst sie ab. Das ist zu einfach; es bringt Dich nicht weiter. Ich möchte Dich deshalb provozieren, selbst in Dir nachzufühlen. Gehe von Dir selbst aus. Welche Erfahrungen hast Du bisher in Deinem Leben mit Liebesgefühlen gemacht? Wenn Du von Deiner Geliebten ausgehst, die sich gegen Deinen Willen von Dir getrennt hat, dann neigst Du dazu, auf Sicherheit, Verläßlichkeit, Treue, Verantwortung und Pflicht zu bestehen. Du neigst dazu, die vermißte Treue und Verläßlichkeit zu verurteilen und zu beklagen. Wirklich verstehen kannst Du aber nur, wenn Du von Dir selbst ausgehst, von Deinen eigenen Liebesgefühlen, also davon, wie sie wirklich beschaffen sind. Du selbst bist der Ausgangspunkt jeder Erkenntnis über die Psyche. Erst durch Selbsterfahrung kannst Du einen Geschmack davon bekommen, was in der Seele der anderen vorgeht. Projiziere also nicht etwas in sie hinein, ein Vorstellungsbild des Denkens, das Du dann erwartest, etwas, das Du nicht in Dir selbst erlebt und erfahren hast.

Ich machte Dich durch die Worte von Tagore auf etwas aufmerksam, das in Dir selbst geschieht. Tagore spricht nicht von sich, er spricht von Dir und ihr, von uns allen, wenn er mahnt: »Du darfst mich nie dafür verantwortlich machen, wenn du mir dein Herz schenkst.« Er meint Dich. Bitte überprüfe Deine tiefen Empfindungen bei diesem Vorgang. Willst Du verantwortlich gemacht werden, wenn Du Dein Herz verschenkst? Es ist ein Geschenk. Willst Du zum Schenken verpflichtet werden? Willst Du, daß sie immer an der Erinnerung festhält, wenn Du ihr Dein Herz schenkst? Nur aus Deinem Alleinsein heraus kannst Du es geben. Du bist allein, und Du bleibst es. Das ist eine unabänderliche Tatsache, die für uns alle gilt, für sie und für mich. Wir sind Einzelwesen (Individuen), und wir bleiben es. Das Gefühl von Einsamkeit und Isoliertheit kann unangenehm sein. Alleinsein aber kann sehr beglückend sein. Einsamkeit, dieses Wort drückt dagegen den Zustand aus, gewünschten Kontakt zu vermissen. Einsamkeit ist das Leiden unter Getrenntheit, während Alleinsein ein Entfalten von Selbstgenügsamkeit sein kann.

Du sprachst von Sicherheit. Sicher ist, daß Du allein bist, unsicher ist, ob Du eine liebende Verbindung zu anderen aufnehmen kannst und ob dieser Kontakt erwidert wird. Laß die »Schwüre« in jeder Begegnung »phantastisch sein und nicht kargend abwägen, was möglich ist«, wie Tagore sagt. Laß es geschehen. Das Flüchtige ist nicht sicher; Flüchtigkeit und Sicherheit gehen nicht zusammen. Warum soll ich mich nicht über das Flüchtige freuen, auch wenn es nicht fixierbar ist? Ist der Schmetterling, der vorüberfliegt und der sich in ganz seltenen Fällen, wenn Du still auf einer Wiese sitzt, sogar auf Deinem Schuh niederläßt, dadurch weniger beglückend, wenn er bei der leisesten Bewegung Deines Körpers auffliegt? Das alles verweht und läßt Dich allein zurück. »Blumen und Schmetterlinge / Die unvergänglicher Dinge / Flüchtiges Gleichnis sind«, wie Hermann Hesse schrieb. Das Glück wird dadurch nicht geschmälert. Im Gegenteil: Gerade durch diese Flüchtigkeit, Freiheit und Unsicherheit wird das Glück erzeugt. Es muß offenbar unsicher sein, damit es unsere Seele beglücken kann.

Die Seele ist richtig konstruiert. In der Seele ist die

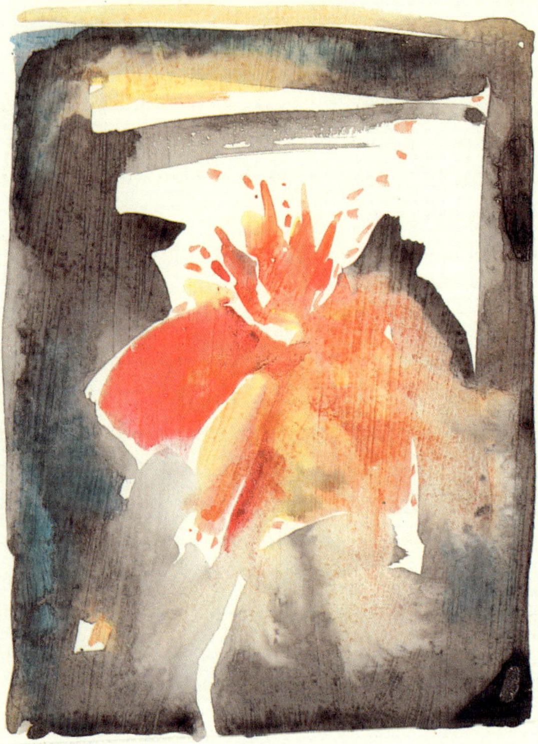

Weisheit des Lebens richtig verankert. Dort zu Hause zu sein ist in Ordnung, denn dort sind wir in einer Ordnung geborgen, die all das möglich macht, was dem Intellekt nicht möglich ist, es zu begreifen. Vertraue auf diese Basis Deiner Existenz und nicht auf die Normen und Regeln, die der Intellekt über die Dinge des Lebens wirft. Der Intellekt möchte sein Muster der Lebendigkeit aufprägen. Dieser Versuch des Intellekts ist immer zum Scheitern verurteilt. Kannst Du das erkennen?

In der Unsicherheit, in dieser Freiheit, daß nichts so bleibt, daß es vergeht und wiederkommt – Du hast auf beides keinen Einfluß durch den Intellekt und seinen Willen. Die Liebe ist etwas Flüchtiges, weil sie eine lebendige Begegnung ist. Das wertet sie keineswegs ab. Sicher ist die Begegnung, unsicher ist immer die Liebe. Es gibt keine Verantwortlichkeit, weil es keine Verläßlichkeit gibt, weil alles in einem fließenden Prozeß ist, solange es lebendig ist. Und gerade das ist die Schönheit des Glücks. Du bleibst allein zurück. Auch das ist Glück. Deshalb halte Dich nicht fest. Das Flüchtige festzuhalten würde bedeuten, es zu zerstören. Und wir sind aufgrund unseres Intellekts, seines Wollens und Strebens, sehr zerstörerisch. Das ist Dir bekannt; ich erzähle Dir nichts Neues. Du hast das alles selbst erlebt, Du hast mit Deinen Augen Liebe und Lachen gegeben, und Du hast Dich dafür nicht verantwortlich machen lassen. Du warst so frei und glücklich, und nun laß sie auch frei und glücklich wieder los. Sie durfte Dir ja auf ewig glauben und Deine Worte dann für immer vergessen.

Die Dinge schauen Dich an

Nach meinen beiden letzten Briefen möchte ich heute etwas von mir schreiben, bevor ich mit anderen Worten wieder auf Deine Gefühle zurückkomme.

Ich erinnere mich an einen Spaziergang vor einigen Wochen im »Bergischen Land«. Ich setzte mich neben den Wegrand auf einen Stein und betrachtete die Landschaft. Vor mir lag die sanft abfallende Wiese in einem kleinen Talgrund, von Laubbäumen eingesäumt. Dahinter lag ein Flußtal, und dahinter wiederum stiegen die bergigen Waldhügel an bis zum Horizont. Der Himmel hob sich deutlich blau hinter der Horizontlinie ab. Die weißen Kondensstreifen von zwei Düsenflugzeugen waren am Himmel noch sichtbar. Sie breiteten sich sehr langsam aus und vermischten sich mit den übrigen Wolken. Sie wurden aufgenommen von den Wolken, obwohl sie nicht dazugehörten. Die Landschaft lag vor mir, wie seit Hunderten von Jahren. Die Nebel stiegen vom Flußbett auf, und die Sonne stand schon tief, weshalb ihr Licht an Bäumen und Wegpfählen lange diesige Schatten warf.

Es ist entspannend, in die Landschaft hineinzusehen und im Sehen die eigenen Gedanken hinter sich zu lassen. Wenn Du ganz Auge und Ohr bist, also schaust und lauschst, dann treten die Wörter zurück, verlieren ihre Bedeutung angesichts dessen, was Du siehst. Das Denken löst sich auf, und mit dem Schauen gehst Du auf in dem, was jetzt im Moment geschieht. Es ist gegenwärtig, und ob Du dabei etwas denkst oder nichts denkst – es ist davon unabhängig. Du stehst oder sitzt staunend, ja ehrfürchtig davor. Deine Augen sehen, die Haut Deiner Wangen spürt den Wind, der die Gerüche des Herbstes mitbringt und auch wieder mit sich nimmt.

In dieser Öffnung der Tore Deiner Sinne bist Du ganz in der Welt und spürst, wie Du ein Teil dieses Ganzen bist. Es gibt angesichts dessen, was sich Dir durch die Öffnung der Sinne offenbart, nichts mehr zu denken. Das Denken, das Kreisen der Gedanken um Probleme, hört auf; es tritt sozusagen automatisch zurück. Durch die Sinneserlebnisse entsteht in Deiner Seele ein Glück, das Dir das Denken nicht vermitteln könnte.

Das Denken kann nicht das Glücksgefühl von herbstlicher Schönheit ›erschaffen‹ oder ›erdenken‹. Wenn Du rational ein Problem angehst, kann Dich vielleicht befriedigen, es zu lösen. Aber diese Art von Befriedigung ist mit dem Glücksgefühl des Erlebens nicht vergleichbar. Die Welt des Denkens verschafft Dir ihre eigene Befriedigung; sie hat ihren Sinn. Aber die Welt des Seelischen, die Berührung über alle Sinne, dieses Eindringen der Welt, so wie sie ist, gibt Dir, sofern Du offen bist, nicht allein

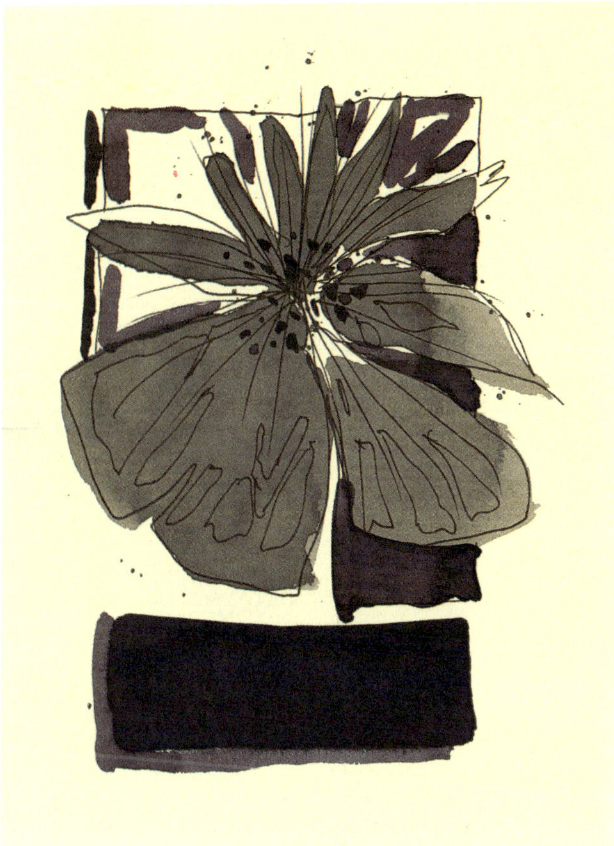

Befriedigung, sondern mehr als das: Sie setzt keinen Punkt im Sinne eines Ergebnisses, sondern bezieht Dich mit ein in das, was seit Jahrhunderten geschieht, über Dich hinaus und auch unabhängig von Dir.

Das Licht bricht sich an den Gegenständen, und es verändert sich, weil die Sonne am Himmel tiefer sinkt beziehungsweise die Erde sich dreht. Nichts bleibt so, wie es jetzt ist. Die Schatten werden länger, der Wind wird kühler auf Deiner Haut, und die Vögel fliegen vorüber. Ein Käfer krabbelt den Grashalm hoch und verharrt dort. Während Du den ziehenden Wolken nachschaust und ihn ›vergessen‹ hast, nur einen kurzen Augenblick, einen Wimpernschlag, ist er nicht mehr da.

Wie wunderschön ist diese Welt. Durch unsere Gespräche weiß ich, daß Du erlebt hast, wovon ich spreche. Du hast mir davon erzählt, wie sehr Du die Natur liebst. In dieser Liebe geschieht Selbstvergessenheit. Wir denken nicht an uns selbst, wenn wir ganz Auge, ganz Ohr, ganz Tastsinn sind. In dieser Selbstvergessenheit tritt das Denken zurück.

Die Erlebnisse, die uns die Sinne übermitteln, sind Gegenwart. Analyse und Bewertung erfolgt in der Erinnerung erst hinterher. In der Direktheit der Gegenwart liegt die Lebendigkeit, in der Bewertung nicht. Das Problem vieler Menschen ist der Mangel an Erlebnissen, die diese sinnliche Direktheit erfahren lassen. Mit noch einfacheren Worten: Wir denken zuviel und erleben viel zuwenig über die Sinne.

Wenn wir mitten in der Natur stehen und in die Landschaft schauen, dann hindert uns oft das Denken daran, hellwach zu sein. Wir behindern uns dadurch selbst, behindern uns an der Aufhebung aller Probleme in der Gegenwart. Wir können nicht bewußt erleben, solange unser Denken die Sinne hindert.

Liebe kann sich nur entfalten, wenn Du ganz da bist. Wach und bewußt sein heißt, mit offenen Sinnen da sein. Es heißt nicht, konzentriert sein, denn es muß kein Wille zur Konzentration eingesetzt werden. Kinder beispielsweise sind voll und ganz ›da‹, obwohl sie oft große Schwierigkeiten haben, sich auf ›eine Sache‹ zu konzentrieren.

Die Natur ist da, ob Du sie wahrnimmst oder nicht. Sie schaut Dich an, auch wenn Du sie nicht anschaust. Deshalb sage ich: Laß Dich vom Leben anschauen, laß Dich betrachten von allen Seiten, entlasse Dich aus den Konzentrationsforderungen einer ›Leistung‹. Alles um Dich herum ist in Bewegung, und Du selbst bist es auch. Das ist die Schwingung der Liebe; Du wirst geliebt, und Du verliebst Dich. Das ist die Schönheit Deiner Lebendigkeit, die kein Kunstwerk jemals wiedergeben, ja erschaffen kann. Lebe sinnlich, sei also unkonzentriert. Das ist die Schönheit der sensitiven Meditation und Kontemplation.

Die Natur schaut Dich an, Du schaust zurück. Das ist ein Liebesverhältnis, in dem wir alle eingewoben sind. Es wäre nicht gut, gelebt zu haben und das nicht bemerkt zu haben. Es ist keine Leistung, es verspricht keinen Gewinn, es vermehrt nicht Deinen materiellen Besitz, aber es gibt Dir Lebensfreude und Energie.

Sitze vor diesem Tal – oder auch einem anderen, – und Du kehrst voller ›Streicheleinheiten‹ zurück. Du wirst geliebt, und diese Liebe gibt Dir die Kraft, anderen davon etwas zu geben. Dieses Geben wird nicht als eine Art Tauschgeschäft mißbraucht; es geschieht ohne Absicht, ohne Hintergedanken, ist frei, und keine Berechnung hat sich eingenistet. In der Absichtslosigkeit liegt das Geheimnis der Schönheit.

Die Dinge selbst sprechen ihre Sprache

Heute möchte ich meine Zeilen an Dich mit einem Gedicht von Rainer Maria Rilke beginnen.

Ich fürchte mich so vor der Menschen Wort.
Sie sprechen alles so deutlich aus:
Und dieses heißt Hund und jenes heißt Haus,
und hier ist der Beginn, und das Ende dort.

Mich bangt auch ihr Sinn, ihr Spiel mit dem Spott,
sie wissen alles, was wird und war;
kein Berg ist ihnen mehr wunderbar;
ihr Garten und Gut grenzt grade an Gott.

Ich will immer warnen und wehren: Bleibt fern.
Die Dinge singen höre ich so gern.
Ihr rührt sie an: sie sind starr und stumm.
Ihr bringt mir alle die Dinge um.

Die Menschen sprechen alles so deutlich und direkt aus. Für viele bedeutet ›Selbstbewußtsein zeigen‹ mit absoluter Direktheit, Dir mitten ins Gesicht zu sagen, was sie gerade denken. Sie bedenken dabei aber nicht, was sie mit ihren Worten anrichten können. Worte können Pfeile sein, die ins Herz treffen, sie können Fackeln sein, die eine Begegnung erhellen, und sie können Energien freisetzen, die seelische Bedrückungen, ja Erkrankungen auflösen.

Wenn Rilke von Furcht spricht, meint er das von der Rationalität benutzte Instrument, das vorgibt, alles zu »wissen, was wird und war, hier ist der Beginn, und das Ende dort.« Alles ist in dieser selbstbewußten Direktheit klar und wahr, »kein Berg ist ihnen mehr wunderbar«, sagt Rilke. Damit knüpfe ich an das Naturerlebnis meines letzten Briefes an. Im Schauen wirst Du voller Ehrfurcht stumm. Das läßt sich nicht in Worte fassen. Darüber zu sprechen ist immer nur ein Versuch, zwischen den Worten aufscheinen zu lassen, was erlebt wurde. Worte können nur etwas andeuten; sie vermitteln das Geschehene nur, sind nie die konkrete Sache selbst.

Gefühle sind eine Welt für sich, wie die Ereignisse, die sie ausgelöst haben. Was ohne Worte geschieht, ist die konkrete Realität. Du lebst in einer Welt ohne Worte; die Sprache der Dinge ist wortlos. Die Liebe ist etwas Wortloses, genauso wie die Entliebung. Es geschieht etwas im seelischen Bereich ohne Worte, und in Sprache wird es erst hinterher gefaßt: »Und hier ist der Beginn, und das Ende dort.«

Im nachhinein scheint die Sprache alles wissend ausdrücken zu können: »Was wird und war«, alles scheint durch die Worte klar. Worte vermitteln eine ›Scheinklarheit‹. Deshalb fürchtet sich der Dichter vor der Menschen Wort. Er will warnen und wehren: Bleibt fern mit dem Wort und eurem rationalen Spiel mit dem Spott. Mit dem Wort, selbstbewußt ausgesprochen, mit Energie und Überzeugungskraft wird dem Lebendigen etwas angetan. Du rückst ihm zu nahe, Du rührst es an. Und das Lebendige wird dadurch starr und stumm. Die Einordnung in Sprache macht das Lebendige stumm und starr, bringt alle lebendigen Gefühle um.

Deshalb sage ich immer wieder: Sprich nicht so viel über Deine Gefühle. Wenn Du für Gefühle ein Wort findest, dann ist es ›nur‹ ein Wort. Das Wort ›Liebe‹ ist nicht die Liebe selbst. Das Wort ›Trennung‹ ist nicht das Wesentliche der Trennung. Du kannst Dich selbst und die Beziehung zu Deinen Mitmenschen nicht mit Worten begreifen. Deshalb habe ich Dir von weiteren ›Aussprachen‹ abgeraten, denn Aussprachen sind ein Spiel mit Worten. Mit Worten trennen wir uns in einer Trennungsphase nur noch um so mehr.

Worte wirken allerdings nicht nur trennend, sie können auch annähernd wirken. Es erscheint sehr schwierig, diesen Unterschied zu erkennen. »Bleibt fern« mit den Worten, sagt Rilke. Komm her mit den Worten, das ist auch richtig. Woran liegt es also, daß einmal das Wort die Dinge absterben lassen kann und ein anderes Mal die Dinge belebt? Warum ist einmal das Wort Theorie und ein anderesmal heilende Kraft? Warum macht es einerseits die

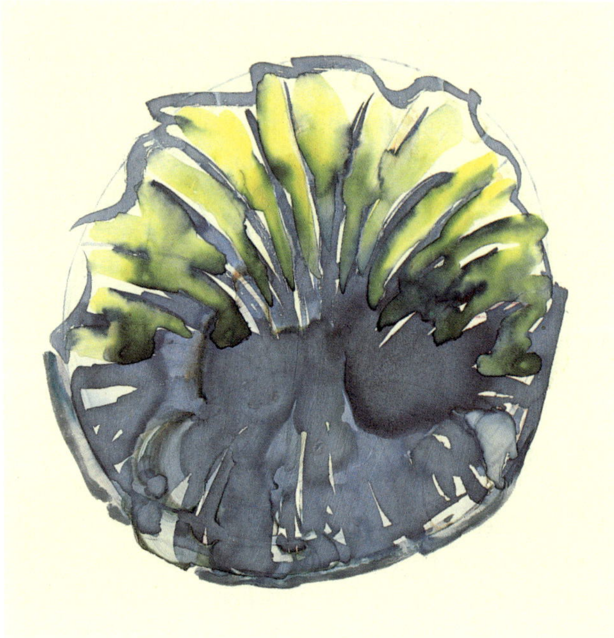

Dinge starr und stumm, und warum fördert es andererseits die Liebe? Du kannst mit Worten die Liebe vertiefen, aber auch die Trennung fördern.

Wir können nicht mit den Worten umgehen, weil wir die Verbindung von Rationalität und Emotionalität nicht herstellen. Wir sind nicht ganz. Ein rational denkender Mensch bringt mit Worten die Lebendigkeit um; davon schreibt Rilke. Ein seelisch-emotionaler Mensch rührt nicht mit falschen Worten an das, was geschieht, denn »die Dinge singen« hört er so »gern«. Wie kann er in diesen Gesang sich mit Worten, die aus der Rationalität kommen, einmischen? Rilke meint die Rationalität, das sachlich etikettierende Wort, das sich in die Emotionalität einmischt. Diese Rationalität bringt die Emotionalität um. Wenn Du liebst, dann kannst Du natürlich sagen: Ich liebe. Aus der Emotionalität heraus, aus dem Herzen fließen die richtigen Worte. Du kommentierst eigentlich nur das, was Du fühlst. Du redest, ohne zu zergliedern. Sprache kann ein Ausdrucksmittel sein dessen, was Du fühlst und erlebst. Dieser Ausdruck mit Worten hält Abstand von den Dingen. Es bleibt immer deutlich: Die Dinge sind das Eigentliche, und die Worte sind nicht das Eigentliche; sie begleiten nur. Dann können die Dinge ungehindert singen, und Du rührst sie nicht an.

Wenn Du aber beginnst, mit Worten zu zergliedern, dann versuchst Du, die Dinge in die Worte hineinzuziehen; sie werden dann mit diesen Worten starr und stumm, sie werden in die Worthüllen gesteckt, und sie ersticken darin.

Rilke fürchtet sich vor der Menschen Wort, sobald sie in einer Welt der Worte mit ihrem ›Wortselbstbewußtsein‹ so zu Hause scheinen. Sie ziehen die Dinge in die Worte hinein, in eine rationale Welt. Sie gehören dort aber nicht hin. Es fehlt ihnen der Sauerstoff, um am Leben zu bleiben; sie sterben ab. Du kannst wochenlang über vergangene Gefühle reden, Du kannst Aussprachen führen über die Liebe – wenn sie starr und stumm ist, kannst Du sie mit Worten nicht wiederbeleben. Du rührst diese Dinge zwar an, aber sie werden noch starrer und stummer.

Laß Gefühle in ihrer Dimension. Die Dinge singen, sie machen keine Worte. Laß jedem Ding seine eigene Sprache. Du brauchst nichts deutlich auszusprechen. Die Dinge selbst sprechen ihre Sprache; jenseits der Worte. Rühr sie nicht an; mach sie nicht stumm.

Auch dieser Brief besteht aus Worten. Ich spreche Dich auf der Ebene der Worte an, aber ich verweise Dich damit auf eine Dimension ohne Worte. Meine Sätze sind nur ein Appell dafür, die Worte nicht ernst zu nehmen und ihre Ebene zu verlassen. Nicht auf die Worte kommt es an, sondern darauf, wie Rilke sagt: ›Bleibt fern. / Die Dinge singen höre ich so gern.‹ Rilke weiß, wovon er spricht; er hat sich mit den Wörtern ein Leben lang ›herumgeschlagen‹. Wenn solch ein Wortkünstler so etwas sagt, dann sollte man schon einmal darüber nachdenken.

Fixiere nichts

Mit meinen bisherigen Briefen habe ich versucht, Dir zu sagen, daß Dein Kummer über das Verlorene nicht nur etwas mit Liebe zu tun hat, sondern auch damit, daß ganz andere Vorgänge in Geist und Seele ablaufen. Es ist eine Beziehung entstanden, eine partnerschaftliche Paarverbindung. Liebe ist aber etwas Elementareres als eine Liebes*beziehung*. Solange man sich in Liebe begegnet, ist alles offen, frei und leicht. Mit der Beziehung beginnt die Fixierung: Wir gehören jetzt zusammen – und damit beginnen die Schwierigkeiten. Es geht dann sehr schnell gar nicht mehr um die Verliebtheit oder die Liebe, sondern um Zeitplanung, Urlaubsplanung, um Freundeskreis, wirtschaftliche und gesellschaftliche Faktoren, um Vorstellungen über ein Zusammenleben, um Ehe, Kinder, berufliche Ziele. Damit seid Ihr in eine Beziehung eingetreten.

Die natürliche Schwingung von Distanz und Nähe, Fremdheit und Vertrautheit gerät durcheinander. Die Rationalität mischt sich planend ein in die Emotionalität. Die

Worte Rilkes sprechen es deutlich aus: »Was wird und war, hier ist der Beginn, und das Ende dort.« Das ist richtig, und jenes ist falsch, mache es so und so ...

Du willst heute mit Deinen Freundinnen ausgehen? Eifersucht. Du willst heute abend nicht mich sehen, sondern lieber lesen? Und wo bleibe ich? Gefühl der Einsamkeit. Du willst mit dieser Gruppe in Urlaub fahren, weil es schon vor Monaten verabredet wurde? Wo bleibe ich? Verlustangst.

Der Eintritt in die Beziehung ist das Betreten eines Denkmusters voller Regeln und Normen. Wir werden so schnell abhängig. Die Grundlage dafür liegt nicht allein im Beziehungsdenken, sondern sie entsteht schon durch die Art und Weise, wie wir mit den Liebesgefühlen umgehen. Ich habe bereits darauf hingewiesen: Ihr seid Euch in Liebe nahegekommen, es war schön, intensiv, beglükkend. Du mußt den elementaren Vorgang verstehen: Es geschah eine Schwingung, und das Pendel ist in mitfühlender Nähe geschwungen. Es ist völlig natürlich, daß es wieder zurückschwingt, in die Distanz. Du aber versuchst, es aufzuhalten. Damit beginnen alle Probleme. Es war so schön; dieser Zustand soll anhalten. Die Zeit läuft weiter, und Du kannst sie nicht anhalten. Alles ist eine Schwingung: Du verbrauchst Energie, wirst müde, Du brauchst Schlaf. Schon dadurch muß eine Unterbrechung sein. Die Schwingung ist Lösung und dann wieder Annäherung. Du kannst die elementaren Gesetze des Lebens nicht außer Kraft setzen. Du mußt die Loslösung nach der Nähe akzeptieren. Du kannst nichts fixieren.

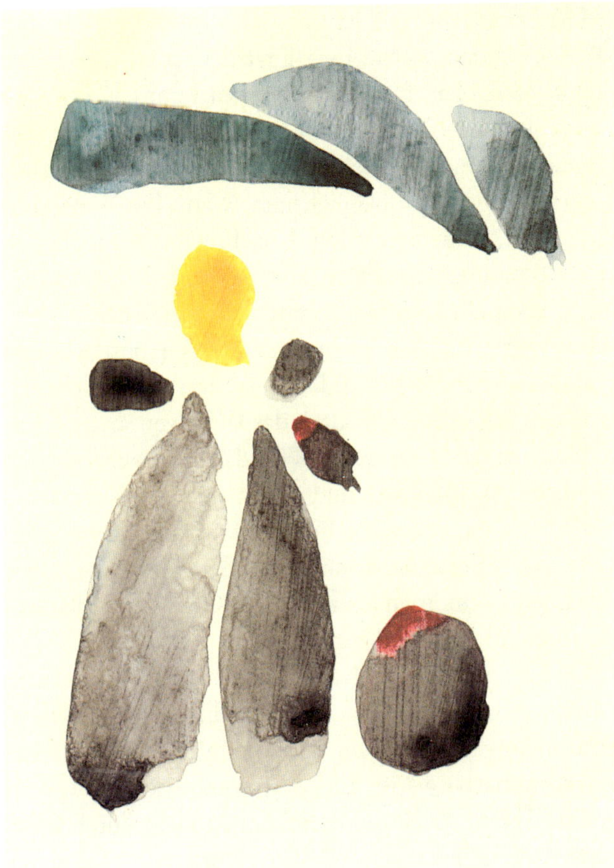

Die Erinnerung meldet sich: Es war schön. Nun aber setzt das Verlangen ein: Es soll wieder schön sein, es soll sich wiederholen. Das Verlangen wird zum Willen: Ich will es wiederholen, ich will es machen. Jeder hat sein eigenes Verlangen, seine eigenen Wünsche und Vorstellungen. Das sind Abhängigkeiten. Wenn Du Wiederholung willst, dann strebst Du danach, wirst abhängig von dieser Strebung. Glückt sie, bist Du zufrieden, glückt sie nicht, wirst Du unzufrieden und unausgeglichen. Es entsteht Angst. Mit dem Verlangen wird die Angst geboren.

Eifersucht ist nichts anderes als die Angst, nicht das erfüllt zu bekommen, wonach das Verlangen strebt. Eifersucht ist daher keine Liebe. Wird das nun psychologisch deutlich? Abhängigkeit und Angst sind die Verursacher der Eifersucht, nicht die Liebe. Es wird oft gesagt, am Grad der Eifersucht könne man den Grad der Liebe erkennen. Nein, man kann nur den Grad der Abhängigkeit und der Angst erkennen.

Deshalb sage ich es nochmals: Bringe Dich nicht in Abhängigkeit. Bleibe frei. Nur in dieser Freiheit kann Schwingung sich entfalten. Ich könnte auch sagen: Bleibe lebendig, bleibe gelöst. Liebe ist wunderschön, weil sie gelöst beginnt. Zerstöre die Schönheit nicht durch Fixierung, durch Verlangen, Wollen, Wünschen, Taktieren, Arrangieren und Machen. Das alles erzeugt die Angst, die Eifersucht, das unablässige Denken, Reden und Argumentieren. Angst aufgrund des Verlangens und Wollens ist der größte Feind der Liebe.

Deine Geliebte ist ein lebendiges Wesen, mit eigener

Persönlichkeit, mit eigenem Rhythmus der Gefühle, eigener Schwingung. Die Liebe beginnt meist mit viel Respekt und Achtung davor. Unsere Sinne sind total sensibilisiert, und es gelingt uns deshalb am Anfang, mitfühlend mitzuschwingen. Ist die gemeinsame Schwingung in die Nähe geglückt, dann meinen wir, nun könnte sie sozusagen automatisch reproduziert werden, wäre das alles machbar mit der Planung des Denkens. Technische Geräte sind machbar. Hier hat das Denken seine ihm gemäße Aufgabe. Berufliche Termine sind mit dem Willen erreichbar und planbar. Emotionen aber sind nicht planbar oder manipulierbar; sie gehören einer anderen Dimension an. Das Denken ist sinnvoll, wenn Du mit Deinem Wagen unterwegs bist. Der Eintritt in die Welt der Emotionen und der Liebe ist jedoch keine Autofahrt, die Regeln unterworfen ist, technischen und rechtlichen. Deshalb habe ich einmal in einem Buch geschrieben, daß man nur entspannt und glücklich leben und lieben kann, wenn man den Willen aufgibt und sich dem Leben ergibt. Das ist eine Gelassenheit im Sinne von Gelöstheit.

Das hat nichts mit Gelangweiltheit, gar Desinteressiertheit zu tun. Sei total interessiert, aber sei entspannt dabei, sei gelassen im Sinne von Loslassen. Lebe gelöst, empfinde gelöst. Wenn Du ein Denkproblem hast, dann kannst Du Dich konzentrieren; das hilft. Im emotionalen Bereich brauchst Du Dich nicht konzentrieren. In der Schwingung ist keine Konzentration erforderlich. Ein- und Ausatmen ist eine elementare Schwingung. Stell Dir vor, Du müßtest Dich auf das Ein- und Ausatmen konzentrieren! Es wäre fürchterlich, es würde zur Belastung! Atmen ist unbelastend und energiesparend, weil Du Dich nicht konzentrierst, weil es einfach geschieht, in Gelöstheit. Du fühlst keine Abhängigkeit und keine Angst. Du wärest längst an diesem Streß gestorben, wenn Dir das Ein- und Ausatmen immer als eine Leistung, eine Verpflichtung konzentriert bewußt wäre. Das Ein- und Ausatmen geschieht; die Natur hat dafür gesorgt; jeder ist frei davon. Stell Dir vor, Du müßtest für deinen Herzschlag sorgen! Nichts als Streß! Die Natur (die Lebensregeln) hat (haben) Dich im Sinne eines göttlichen Plans davon befreit. Dein Herz schlägt, und Du atmest, Du brauchst nicht darauf zu achten; es lebt einfach.

Diese Gelöstheit meine ich. Darin liegt eine große Weisheit. Wende sie an auf die Liebe. Du kannst aufgeben zu denken, zu planen und Dich zu konzentrieren. Ergebe Dich dem Leben, wie dem Herzschlag und dem Atmen. Laß es genauso geschehen. Du brauchst Dich nicht konzentrieren. Konzentration auf ein Machenwollen ist hinderlich. Laß also die Schwingung geschehen, und schwinge mit. Schwingung heißt, in die Vertrautheit zu schwingen, aber auch wieder in die Fremdheit zu schwingen. Ergebe Dich, und setze kein Verlangen und keinen Willen ein. Mach Dich nicht abhängig von einem Wollen oder einer Pflicht. Du darfst Dich dem Leben ergeben. Nicht Du entscheidest, nicht Du kannst etwas erreichen – das Leben macht es von selbst. Dann verschwindet mit dem Wollen, dem Denken und den Plänen jede Abhängigkeit. Die Angst löst sich in Nichts auf. Es ist nichts, wovor Du Angst haben müßtest. Die Zärtlichkeit der Liebe kommt mit der Schwingung und vergeht mit der Schwingung.

Es kommt und geht und kommt wieder. Du mußt nichts verlangen oder wollen. Es kommt ja wieder. Das Leben bringt Dir unverhofft Nähe, und es nimmt sie Dir wieder. Sträube Dich nicht dagegen. Es kommt, schäumt auf, macht Dich glücklich und verläßt Dich wieder.

Nichts Lebendiges ist fixierbar, außer Du tötest es. Am Toten aber hast Du keine Freude. Sie hat Dich verlassen, sie hat sich von Dir getrennt. Laß es geschehen. Diese Gelöstheit ist beglückend. Nichts ist einfacher. Das Kind schwingt auf der Schaukel in die Höhe und läßt sich danach lustvoll in die Tiefe der Gegenschwingung fallen. Das ist wunderschön. Es ergibt sich aus dem Lustgefühl, das die Gegenschwingung mit sich bringt. Deshalb: Nimm die Trennung an, und ergib Dich dem Leben. In diesem Augenblick wirst Du lebendig. Und alles ist offen. Du blickst aus dem Fenster und bist frei von Abhängigkeit, Verlangen und Angst.

Herzklopfen

Du sagtest mir gestern, daß Du unter Einschlafschwierigkeiten leidest und daß Dein Herz unvermittelt schneller schlägt, wenn Du auf der Straße eine Frau siehst, die Dich assoziativ an Deine verlorene Geliebte erinnert. Der seelische Schmerz über den Verlust kehrt dann zurück. Diese psychosomatischen Symptome brauchen Dich nicht zu beunruhigen; es handelt sich um eine natürliche Reaktion.

Dein Denken ist noch nicht zur Ruhe gekommen. Du suchst immer noch nach den Gründen, warum sie Dich verlassen hat, und versuchst immer noch mit dem Werkzeug Ratio, einen Lösungsweg zu finden, der es Dir ermöglicht, die Trennung wieder rückgängig zu machen. Es ist deshalb nicht verwunderlich, daß Du Schwierigkeiten hast, entspannt einzuschlafen. Es ist auch verständlich, daß Du nachts aufwachst und Dir der ›Schock in die Glieder fährt‹ über den noch nicht akzeptierten Verlust. Es ist Dein Verlangen nach einer Rückführung der Liebesbeziehung in den früheren Zustand. Du ersehnst ihn immer noch und suchst nach einer Methode, die Dir jenen Zustand zurückbringen soll. Dieses Verlangen aber erzeugt die Angst – und läßt Dich nicht zur Ruhe kommen.

Deshalb sage ich Dir: Gib das Verlangen auf, und beende das Suchen nach einer Methode. Das Problem ist nicht lösbar wie eine mathematische Aufgabe lösbar sein kann. Übrigens: Auch nicht alle mathematischen Probleme sind lösbar. Der Wille allein reicht nicht, nicht einmal im Bereich der Mathematik. Selbst in der rationalen Dimension stößt der Wille (das Verlangen) an Grenzen.

Ich mache Dich deshalb nochmals darauf aufmerksam: Wenn Dir schon Probleme, die mit der Ratio angegangen werden können, Grenzen aufzeigen, dann wirst Du um so mehr bei emotionalen Problemen auf Hindernisse stoßen, wenn Du sie mit dem Instrument der Ratio lösen willst.

Gib deshalb den Ehrgeiz auf, durch Nachdenken eine Methode zu finden. Laß das Nachdenken über Gründe, Techniken, Verhaltensweisen und Strategien einfach fallen. Nachdenken mit diesem Ziel führt zu nichts. Denken ohne Ziel und Plan ist dagegen ›Sinnen‹. Nachsinnen offenbart Dir das Ganze, führt Dich zum Erkennen. Erkennen ist mehr als das Suchen nach Gründen und einer Taktik. Erkennen durch Sinnen ist das Erfassen des Elementaren, dessen, was geschehen ist und geschieht. Du siehst die Zusammenhänge, in denen Du Dich bewegst. Sinnend sehen heißt sich lösen von vordergründigen Zielen und Wünschen. Durch Sinnen wirst Du frei vom Verlangen. Du erkennst Dein Verlangen als unreif. Du wächst dann über das kleinliche Verlangen hinaus und siehst Dich als Teil einer Struktur, über die Du keine Macht hast. Verlangen und Planen erzeugt in Dir die Angst, das Sehen der Zusammenhänge aber dezimiert die Angst.

Ich höre sehr oft den Satz: »Wenn ich verliebt bin, erkenne ich es daran, daß ich Herzklopfen bekomme, wenn ich die Geliebte sehe oder an sie unvermittelt denke oder wenn das Telefon klingelt und ich vermute, sie könnte es ein.« Du kennst das alles selbst. Ich frage Dich: Ist das Liebe? Wird dieses Herzklopfen durch Liebe erzeugt? Ist das ein Signal für Liebe? Es ist ein Zeichen für Angst. Die Angst beschleunigt Deinen Herzschlag. Sie wird geboren aus der Unsicherheit und dem Streben, also dem Verlangen. Herzklopfen ist kein Zeichen von Liebe, sondern von Streben, das sich nicht sicher ist, den anderen für sich eingenommen zu haben. Herzklopfen ist die bange Frage: Liebst du mich? Hast *du* Verlangen nach mir?

Ist Unsicherheit aus solcher Angst heraus Liebe? Es ist eine pubertäre Form der Selbsterfahrung. Werden wir in der Pubertät, in unserer Unsicherheit so geprägt auf Liebesgefühle? Glauben wir vielleicht dann ein Leben lang, Verliebtheit müsse stets psychosomatische Angstsymptome hervorrufen? Und was geschieht dann, wenn wir die Sicherheit bekommen? Die Geliebte will Dich sehen, sie ruft Dich an, sie möchte Dich besitzen, sie sagt Dir, daß

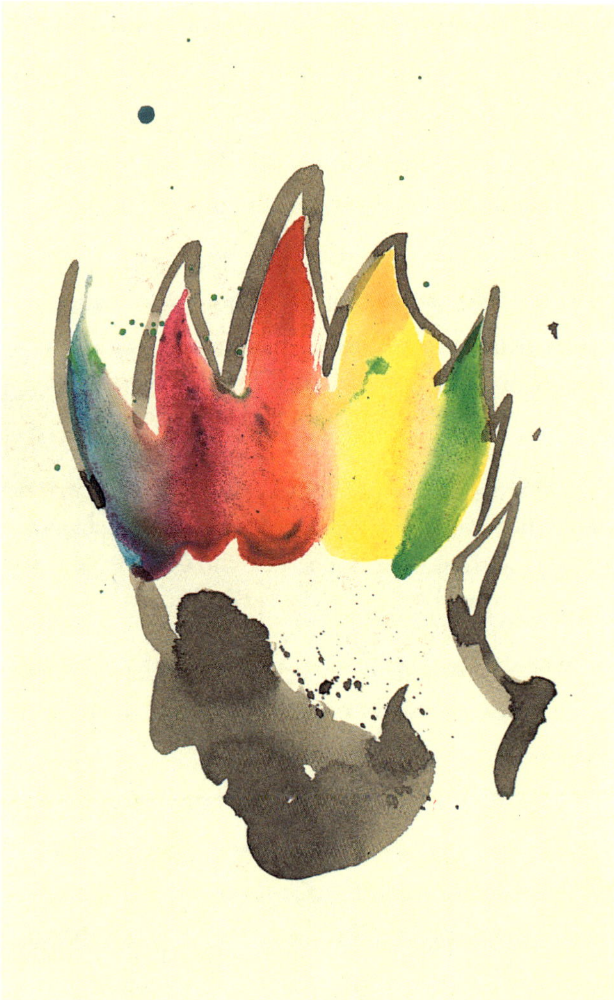

sie Dich liebt. Plötzlich wird konkret, was Dich verunsichert hat; Du hast die Macht darüber gewonnen. Und dann? Weißt Du es dann noch zu schätzen? Das Wertvolle, aus Angst geboren, wird plötzlich normal. Dann beginnt die Beziehung. Und damit beginnt das Ende des Herzklopfens. Das Herzklopfen bleibt aus, wenn Du besitzt, was Du besitzen wolltest.

Das Verlangen und die damit verbundene Angst ist keine Liebe, ebensowenig wie das Verlangen zu besitzen und die eintretende Angstfreiheit keine Zeichen von Liebe sind. Die Liebe ist jenseits davon. Wenn Du alles Pubertäre und diese Prägungen verläßt, wenn Du liebst, ohne besitzen zu wollen und ohne Angst, den Besitz zu verlieren, dann ist Deine Liebe echt. Es ist eine Liebe ohne Herzklopfen. Diese Liebe übersteigt Deine egoistischen Ziele, Hoffnungen, Ideen und Strebungen. Es ist dann kein Raum mehr für Angst. Es entsteht kein Herzklopfen, sondern der Herzschlag wird sogar ruhig und intensiv. Die Tatsache, daß Du liebst, beruhigt Dich. Du bist angekommen. Du bist ohne Verlangen, deshalb raubt Dir nichts den Schlaf. Dein Schlaf erhält Tiefe, Entspannung und Geborgenheit. Dein Herz wird ruhig. Du hast alle egoistischen Pläne aufgegeben. Erst dann liebst Du den anderen, so wie er ist. Durch dieses Sinnen erfaßt Du, daß Du nur lieben kannst, wenn Du für Dich nichts haben willst, aber bereit bist, alles zu geben, was Du hast. Die Angst hat ein Ende und damit das Herzklopfen. Dieses Ende ist nicht das Ende der Liebe, sondern das Ende der Gewalt des Verlangens. Liebe ist ein Schenken, und sie fordert nichts zurück. In dieser Liebe liegt die Geborgenheit; sie liegt nicht in der Gier und in der Befriedigung, beschenkt zu werden. Liebe ist die Ankunft im Sein. Dieses Gefühl ist nicht mit der Ratio erklärbar, beschreibbar oder gar machbar.

Angekommen

Ich weiß, Du leidest immer noch unter dem Verlust. Du erhoffst nicht nur das zurück, was einmal war, Du trauerst nicht nur um das verlorene, das entschwundene Glück, Du zweifelst an Dir selbst. Du fragst Dich, warum hat sie gerade mich verlassen, warum war ich für sie nicht wertvoll genug, damit sie sich an mir festhalten konnte? Wenn sie sagte, sie liebe Dich, fühltest Du Dich angenommen und wertvoll; wenn sie Dich jetzt verläßt, dann fühlst Du Dich abgewertet, für sie nicht wertvoll genug. Deine Selbstsicherheit im Sinne von ›Selbstwertgefühl‹ ist angeschlagen.

Geliebt zu werden steigert das Selbstwertgefühl. Das Gefühl, Anerkennung zu finden, vermittelte Dir die Energie, ›abgehoben über den Wolken zu schweben‹. Nun hat sie Dich verlassen, und damit fühlst Du Dich entwertet. Du bist für sie nicht mehr wertvoll genug, sie will Dich nicht mehr sehen. Dein Selbstwertgefühl ist verletzt. Diese Verletzung ist schmerzhaft.

Was bedauerst Du eigentlich? Stelle Dich dieser Frage

ganz intensiv: Bedauerst Du, sie als Mensch verloren zu haben, oder bedauerst Du den Verlust von etwas Oberflächlichem, nämlich die Bestätigung Deines Selbstwertgefühls? Bedauerst Du die verlorene Geselligkeit, weil Du jetzt wieder alleine bist? Bedauerst Du die fehlende Sexualität, weil Dein Bett derzeit leer bleibt? Bedauerst Du die fehlende Anerkennung, weil Dich jetzt niemand streichelt? Bedauerst Du, nicht mehr die Bewunderung zu bekommen, die Dich ›aufgebaut‹ hat? Oder bedauerst Du, nicht mehr den Menschen lieben zu können, den Du geliebt hast? Was hast Du geliebt? Hast Du sie geliebt, weil sie Dich liebt, oder hast Du sie davon völlig unabhängig geliebt? Kannst Du sie auch lieben, wenn sie sich Dir entzieht und Dein Selbstwertgefühl nicht mehr unterstützt? Kannst Du die Verletzlichkeit Deiner Eigennützigkeit überschreiten und sie dann noch annehmen? Kannst Du sie lieben ohne eigennütziges Verlangen? Bist Du so frei, sie in Freiheit sich entfalten zu lassen, oder bist Du gekränkt, wenn sie so frei ist? Ist Eigennutz Liebe? Wir sind so kleinlich in unserer Liebe.

Wir sehnen uns alle nach Liebe, und doch sind wir ihr nicht gewachsen. Sobald die Liebe sich entzündet, drängt sich das Selbstwertgefühl dazwischen. Ist das nicht sehr eigennützig? Ist dieser Eigennutz ein Zeichen von reifer Individualität? Mache Dir selbst darüber Gedanken, laß Dir nicht von mir erklären, ob es so ist oder nicht. Es geht um Dich, es geht darum, ob Du lieben kannst, ohne eigennützig zu denken. Bist Du der Liebe wirklich gewachsen? Sehnst Du Dich vielleicht nur nach Selbstbestä-

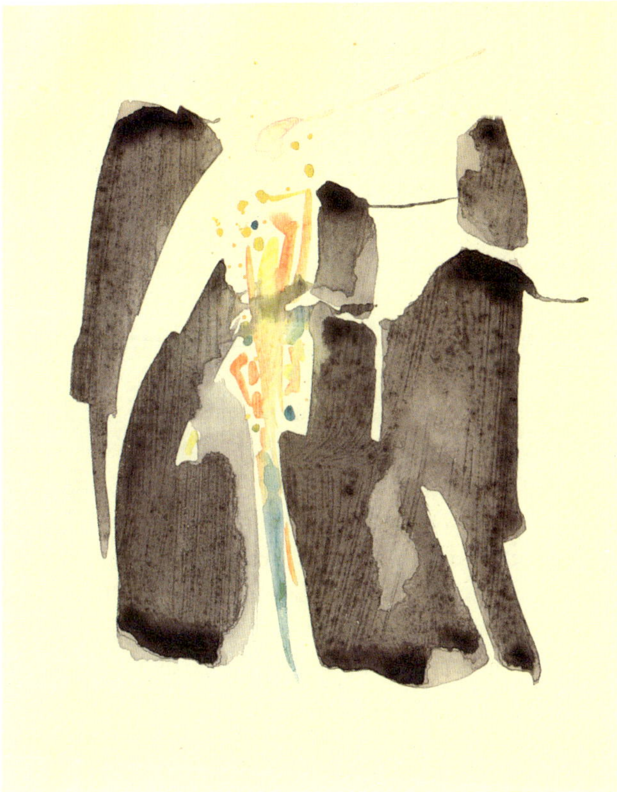

tigung? Ist das reife Liebe? Stelle Dir vor, sie kommt zu Dir zurück und stellt dann ihre Forderungen. Sie hat Dich verlassen, weil ihr dieses und jenes nicht behagt hat. Das soll sich nun ändern: Du sollst nun so sein und Dich so verhalten, wie es ihr gefällt. Willst Du das wirklich? Trifft dann nicht vielleicht ein unreifes Individuum voller eigennütziger Ideen auf ein anderes? Das geschieht alles unter dem glorifizierenden Begriff der Liebe. Ist das aber Liebe? Dein Eigennutz und ihr Eigennutz, deine Selbstwertsteigerung und ihre – selbst wenn ihr euch arrangieren könnt: Wohin soll das führen?

Du kannst Dich von Deinem eigennützigen Selbstwertgefühl befreien. Erst wenn das geschehen ist, bist Du der Liebe gewachsen; erst dann kannst Du lieben, ohne für Dein Selbstwertgefühl Nahrung zu verlangen. Es wird Dir nun klar: Eigennutz will nur die Krankheit weiter nähren. Solange Du nach Eigennutz strebst und nach Besitz verlangst, nährst Du weiter die Krankheit, die Dich bereits befallen hat. Laß sie frei, und laß Dich frei. In diesem Moment reifst Du der Liebe entgegen, durch diese völlige Losgelöstheit vom Eigennutz. Du machst einen inneren Entwicklungssprung. In diesem Moment bist Du raus aus der Krankheit des Denkens. Der Virus Eigennutz hat keine Angriffsfläche mehr. Deine Liebe wird rein, klar und unschuldig. Das ist kein Trick, das ist ganz wichtig. Solange Du weiter im Streben durch Gelöstheit nur einen Trick suchst, geht es schief.

Du bist wertvoll, weil Du bist, was Du bist und wie Du bist. Es fehlt nichts. Du läßt geschehen, was geschieht, was das Leben offenbart. Du wirst reichlich beschenkt und kannst reichlich zurückgeben, Du gibst, weil es Dich glücklich macht. Wenn Du nichts zurückerhältst, ist das auch in Ordnung. Liebe ist kein Geschäft; sie ist ein beglückender Seinszustand. Und das Sein ist in jedem Moment neu, denn das Vergangene ist nicht mehr, und das Kommende ist noch nicht. Deshalb haben alle großen Lebensphilosophen auf das Sein verwiesen. Im Sein sein heißt, angekommen sein. Du klammerst Dich an nichts und bedauerst nichts. Es gibt keinen Eigennutz mehr. Du willst nichts, strebst nach nichts und forcierst nichts. Es muß nichts werden, weil alles schon da ist. Wenn die Liebe anwesend ist, braucht nichts mehr erstrebt und geplant werden. Wenn Du glücklich bist, liest Du keine Bücher über Glück. Wenn Du im Meer badest, brauchst Du keine Theorie über das Schwimmen zu lesen. Wenn Du liebst, dann willst Du nichts mehr festhalten – das Pendel schwingt in die Nähe, in die Distanz und wieder zurück und so weiter. Du atmest, um lebendig zu bleiben, und das Sein atmet durch Dich und mit Dir, um sich über Dich zu entfalten. Du bist angekommen, ohne verweilen zu wollen.

Wehmut

Du hast mir gestern davon erzählt, daß Du noch oft an sie denkst und daß dann ein Gefühl von Wehmut entsteht, welches mit einem schmerzlichen Herzziehen verbunden ist und einem spürbar kräftigen Herzschlag. Das ängstigt Dich. Du fragtest, ob Dein Herz davon geschädigt werden könnte. Ich möchte Dir heute dazu einiges mitteilen.

Natürlich denkst Du noch an sie, fragst Dich, was sie jetzt gerade so macht. Ob sie glücklich ist? Dich vergessen hat? Das ist verständlich. Du denkst auch daran, welche schönen Stunden ihr zusammen verbracht habt, wie ihr in einer Sommernacht bei einem Heuhaufen gelegen seid und in den Nachthimmel geschaut habt. Du denkst an die gemeinsamen Gespräche, in denen ihr offen über eure Gefühle gesprochen habt, voller Vertrauen, in der Vorfreude auf eine gemeinsame Reise, die geplant war. Du denkst an die Abende in dem kleinen italienischen Restaurant, wie Ihr bei Kerzenschein die ganze Welt um Euch herum vergessen habt. Ihr ward die letzten Gäste, und man mußte Euch sanft, aber nachdrücklich hinauskomplimentieren. Natürlich denkst Du auch an die sexuellen Erlebnisse. Du hast mir davon erzählt, wie wunderschön für Dich die Stunden der gemeinsamen Sexualität waren.

Wenn Du an alle diese Stunden der Vergangenheit zurückdenkst, entsteht ein Gefühl von Wehmut. Es tut weh, daß es vergangen ist und nicht mehr wiederholt werden kann. Wehmut ist wirklich ein eigenartig schmerzliches Gefühl. Aufgrund der Psychosomatik, also der engen Wechselbeziehung zwischen Geist, Seele und Körper, entsteht dieses Herzziehen. Ich kann Dich jedoch beruhigen: Das Herz wird dadurch nicht geschädigt, sofern Du Dich offen dazu einstellst. Wie ist das gemeint?

Begegne dieser Wehmut und Deinen Herzempfindungen gegenüber völlig gelöst. Nehme diese Wehmut an, versuche, Dich nicht dagegen zu wehren, versuche auch nicht, den Herzschlag mit dem Willen zu beeinflussen. Laß Dein Herz schlagen, wie es schlägt. Versuche also, diese Gefühle und Empfindungen nicht zu verdrängen, sondern laß sie geschehen. Es ist ein natürlicher Vorgang. Du bist ein lebendiges Wesen und keine Maschine. Es ist natürlich, daß Du Wehmut fühlst und das unangenehm ist, daß Du seelisch und körperlich leidest.

Wenn Geist und Seele ein Problem haben, leidet der Körper auf vielfältige Art mit. Die meisten körperlichen Symptome gehen zurück auf seelisch-geistige Probleme. Du hast mich gefragt, wie Du Dich davon freimachen kannst. Du möchtest die Wehmut abschütteln. Hierfür gibt es jedoch keinen psychischen Schalter, den Du einfach umstellen kannst. Laß dieses Gefühl der Wehmut geschehen, stelle Dich ihm. Laß das Herz klopfen. Wegen dieses verstärkten Herzschlags besteht kein Grund zur Beängstigung. Wenn das Herz vor Freude und Glück hüpft, ist das in Ordnung, und wenn es schneller und kräftiger schlägt vor Wehmut, ist das auch in Ordnung. Versuche nicht nur, nach dem Angenehmen zu streben und das Unangenehme zu blockieren. Jede Blockierung sowohl in die eine wie auch in die andere Richtung wäre schädlich.

Sei also wehmütig. Je intensiver Du Dich mit Deiner Wehmut vertraut machst, desto mehr erfährst Du, wer Du bist. Erforsche Dich selbst, beobachte dieses Gefühl. Doch Vorsicht: Das Wort ›beobachten‹ kann sehr mißverständlich sein. Es ist damit keine Selbstbezogenheit gemeint, etwa im Sinne von ›nur sich selbst‹ sehen. Betrachte Deine Gefühle, lasse sie sich entfalten, und schaue sie so an, wie Du ein Herbstblatt betrachtest, das am Wegrand liegt. Schaue Dir alle Schattierungen an. Wie fühlt sich Deine Wehmut an? Welche Gefühlsnuancen sind dabei? Ist da auch Traurigkeit über alles Vergängliche? Fühlst Du auch eine Aggression, weil man Dir so weh getan hat? Vielleicht beobachtest Du auch eine Verwirrung darüber, wie es so kommen konnte. Vielleicht fühlst Du auch eine Energie und Kraft, das alles hinter Dich zu bringen. Es ist mutig, sich damit bewußt zu befassen. Vielleicht kommt von dieser Bedeutung die Wortzusammensetzung ›Weh-mut‹: Es gehört Mut dazu, sich mit dem Weh zu beschäftigen, es zuzulassen.

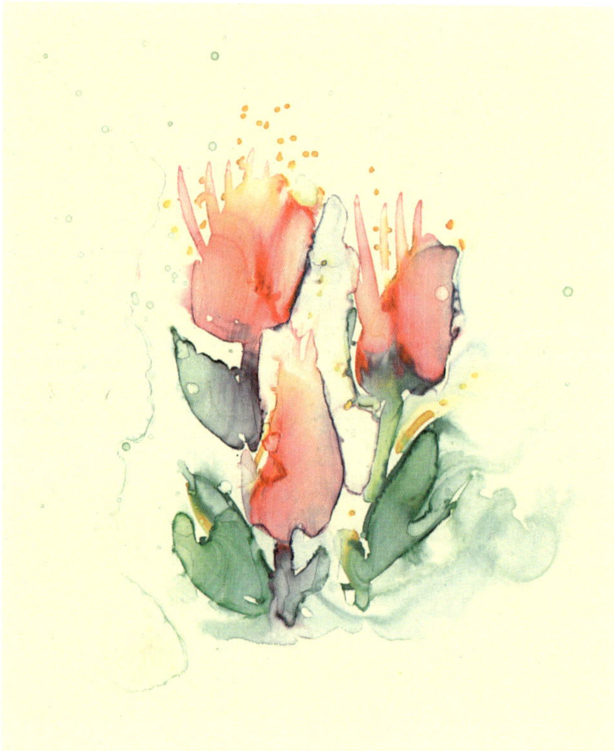

Fragen wir einmal nach den Ursachen. Du denkst an sie – an die Vergangenheit. Ein Gedanke, eine Assoziation an das Zurückliegende bringt das Vergangene in die Gegenwart: Dies und jenes war schön. Es ist vorüber. Kann es jemals wieder so schön sein? So entsteht durch das Denken die Angst. Auch damit solltest Du Dich befassen. Ist das Vergangene nicht immer unwiderruflich vergangen? Wir nehmen täglich, stündlich, minütlich Abschied. Das Schöne wollen wir festhalten, es soll nicht vergehen; das Häßliche und Unangenehme soll ganz schnell vergehen. Liegt darin nicht ein Widerspruch? Wir müssen die Ganzheit annehmen. Ich versuche daher, Dir zu vermitteln, *das Ganze* zu sehen.

Ich gebe Dir keine Ratschläge, und ich sage immer wieder: Es gibt keine psychologischen Tricks. Wir müssen die Ganzheit annehmen; es darf nichts abgespalten werden. Ich versuche, Dir den Blick zu öffnen und das Erleben zu weiten. So liegt auch in der Wehmut große Schönheit. Das heißt etwa nicht, die seelischen Schmerzen als eine Art Masochismus zu suchen. Schmerz bleibt Schmerz. Wir wollen uns nicht darauf fixieren, aber lehnen ihn auch nicht kategorisch ab. Wir müssen auch ihn erfahren, denn er gehört zur Ganzheit hinzu. Wir dürfen uns nichts vormachen: Es wäre verlogen und eine gefährliche Illusion, wenn wir uns nur an das Positive klammern würden. Es geht um Deine Gegenwart und Zukunft. Du gehst durch die Wehmut hindurch. Ich möchte, daß Du die Kraft gewinnst, die Dinge so anzunehmen, wie sie sind. Du erkennst jetzt, daß Du gerne wiederholen würdest, was so schön war, und ausklammern, was jetzt so weh tut. Wenn Du in Zukunft nicht mehr aufs Wiederholen aus bist und auch nicht mehr ausklammern willst, wie weh es tut, nichts wiederholen zu können, dann bist Du durch diese Phase hindurch. Deine Energien sammeln sich und wachsen, um die Gegenschwingung einzuleiten. Verliere Dich also nicht selbstquälerisch in Deiner Wehmut – nimm sie an, laß sie sich entfalten, und begrüße die Energie, die daraus ganz von selbst sich bereits bildet. Es geschieht, ohne daß Du Dir weitere Gedanken machen mußt: Laß Dich hineinfallen – und die daraus wachsende Energie trägt Dich von selbst heraus.

Beunruhigungen als Geschenk

Du hast mir gestern erzählt, daß Du Dich phasenweise wieder sehr schlecht fühlst. Du leidest dann auch unter Schlaflosigkeit, liegst im Bett, und es erfaßt Dich eine innere Unruhe: Du mußt dann aufstehen, das Licht anmachen und das Radio einschalten, damit Du Musik und Stimmen hörst. Du sagst, Du fühlst Dich dann nicht nur einsam, sondern vor allem sehr isoliert. Vorgestern hast Du dann einen Freund nachts um zwei Uhr angerufen; er sollte dich besuchen, weil Du es alleine nicht ausgehalten hast. Du sagtest: »Meine Wohnung wurde mir plötzlich ganz fremd; sie hatte überhaupt nichts mehr Gemütliches. Die Bilder an der Wand starrten mich fremd an, und ich selbst fühlte mich wie ein Fremdkörper in meinen eigenen Wänden, die ich doch so liebevoll eingerichtet habe. Dieses Fremdheitsgefühl ist erschreckend. Ich kam mir wie ein Nichts vor. Ich verlor den Bezug zu mir und zu meinen Räumen. Ich war am ganzen Körper schweißgebadet. Als der Freund dann endlich kam und ich mit ihm sprechen konnte, haben sich diese Symptome etwas gebessert. Mit diesem Gefühl der Fremdheit kann man nicht leben. Ich habe jetzt Angst davor, daß sich dieser Zustand in den kommenden Nächten wieder einstellt.«

Ich verstehe Deine Angst, aber muß Dir sagen: Je mehr Du Dich vor dem Fremdheitsgefühl ängstigst, desto eher ziehst Du diese seelische Phase wieder an Dich. Stelle Dich neugierig forschend dazu ein, denn Du durchlebst derzeit eine Chance der Selbsterfahrung. Fliehe also nicht vor diesen Gefühlen, sobald sie kommen (ich meine die Gefühle der Isolation, die Gefühle der Fremdheit Deiner Wohnung und Dir selbst gegenüber). Es ist, psychologisch gesehen, positiv, dieses Gefühl zu erfahren. Lenke Dich nicht ab durch das Einschalten des Radios, und rufe das nächstemal keinen Freund an, denn Gespräche mit einem Freund dienen, auch wenn sie angenehm sind, nur einer oberflächlichen Beruhigung. Sie sind eine Flucht vor der Selbsterfahrung.

Es ist eine große Chance für Dich, das zu erleben. Wir sind nicht nur vertraut mit der Welt und uns selbst, wir sind auch fremd in der Welt, und wir kennen uns selbst so wenig. Ist es nicht so, daß wir oft nur funktionieren, eine Rolle ausfüllen, uns so verhalten, wie es von anderen erwartet wird und wie wir uns gerne selbst sehen und darstellen möchten? Sind wir nicht eine biologisch begrenzte Zeit nur Gast auf dieser Welt? Wir werden zufällig in eine Zeitepoche hineingeboren; niemand hat uns gerufen; wir sind da und versuchen, aus diesem Dasein etwas zu machen. Wir streben nach Rollen, Positionen,

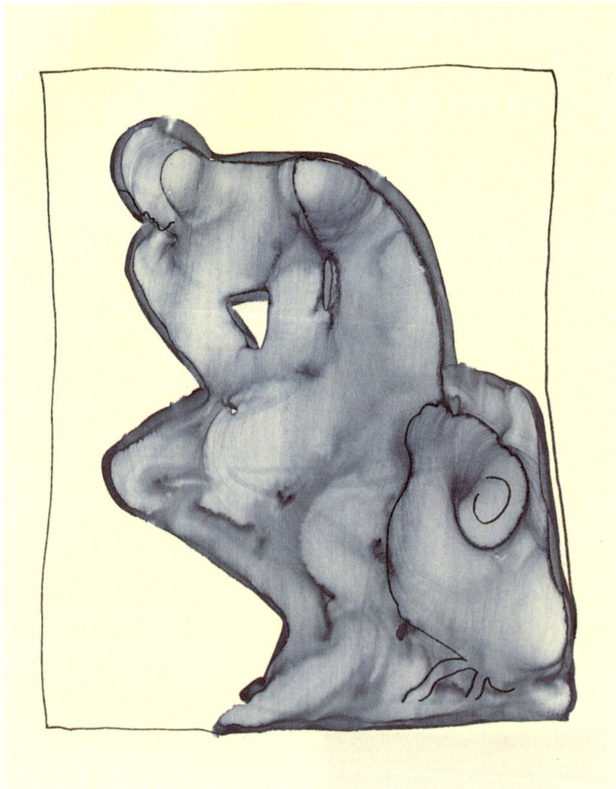

nach Wissen und nach Beziehungen zu anderen. Das ist sehr oberflächlich. Davon unabhängig bleibt bestehen, daß wir nur Gast sind, daß wir täglich sterben können, daß alles begrenzt ist. Wir sind abhängig vom Zeitgeist, von den Zufällen, die die Lebendigkeit uns täglich vor die Füße wirft. Was können, sollen, dürfen wir daraus machen?

Anderen geht es genauso. Das ist unser aller Schicksal. In diesen elementaren Dingen sind wir alle gleich. Ich denke, daß Dich das erleichtern kann, wenn Du es so siehst. Schau Dich an, und schau die anderen an; Du bist nicht der einzige, der von seiner Geliebten verlassen worden ist. In diesem Augenblick werden auf der Welt Millionen Frauen und Männer von ihrem jeweiligen Liebespartner verlassen. Es gibt zwischen lebendigen Wesen keine Stabilität, keine Sicherheit. Du kannst Dich nicht mit dem Willen daran festklammern (ich habe in meinen früheren Briefen darüber geschrieben). Schaue auf das alles mit Deinem inneren Auge. Es ist gut, daß das jetzt mit Dir geschieht, daß Du aus dem täglichen Routineeinerlei von Geselligkeit, Arbeit, Plänen, Amüsement, Ablenkung einmal weggerissen wirst. Aus eigener innerer Erkenntnisbereitschaft hättest Du nichts unternommen; Du hättest immer so weitergemacht, wärest weiter vor den ernsteren Lebensdingen geflohen. Du hast in vielen Illusionen gelebt. Und nun willst Du wieder so schnell wie nur irgend möglich in diese Illusionen zurückfliehen. Ist das nicht Betäubung, Ablenkung? Hast Du nicht ein sehr durchschnittliches Leben gelebt? Du bist den Meinungen, Rollen, Lebensmaximen und Ideologien, die Dir vermittelt wurden, hinterhergelaufen, weil Dich das beruhigt hat. Und jetzt geschieht diese elementare Beunruhigung. Das ist eine große Chance für Dich. Sei dankbar dafür, daß Dir das jetzt geschenkt wird, und laufe nicht davon. Natürlich ist es unangenehm, diese Fremdheit zu erleben. Natürlich ist es sehr erschreckend, die Wohnung als ein Nichts zu sehen und das eigene Nichts zu erblicken, die eigene Sterblichkeit, das Provisorische Deiner biologischen Existenz, das Provisorische Deiner Beziehungen und Deiner Unternehmungen. Du verlierst den mühsam aufgebauten Halt, und der Boden scheint unter Deinen Füßen nachzugeben. Du bekommst als psychosomatische Reaktion dann diese Schweißausbrüche. Glaube mir, das ist gut so. Sei also dankbar dafür, das zu erleben. Natürlich ist eine solche schlaflose Nacht beunruhigend, denn Du bist am anderen Tag ›wie gerädert‹, Du kannst Dich schlecht konzentrieren und bist nicht arbeitsfähig. Du bist seelisch erkrankt. Aber das Wort Krankheit ist so mißverständlich. Wenn Du Fieber hast, wirst Du vom Arzt krankgeschrieben. Aber bedenke: Es ist gesund, Fieber zu bekommen, denn das ist ein völlig natürlicher Prozeß, der Deiner Heilung dient. Genauso verhält es sich mit dieser seelischen Verfassung, durch die Du jetzt gehst. Du müßtest eigentlich vom Arzt krankgeschrieben werden, weil Du eine gewisse Zeitphase brauchst, um zu gesunden. Von den Allgemeinmedizinern wird Dein Zustand aber nicht als Krankheit (wie etwa Fieber) anerkannt. Ein Neurologe oder ein Psychiater würde Dich krankschreiben, aber wer will schon dieses Attest seinem Arbeitgeber vorlegen, ohne als ›schwierig‹ diskriminiert zu werden. Da ist es schon besser, man läßt sich eine Magenverstimmung attestieren.

Wir leben in einer hochentwickelten, technisch orientierten Zivilisation, aber mit den elementaren seelischen Dingen gehen wir wie Barbaren um. Die Naturvölker aber waren auf diesem Gebiet viel ›fortschrittlicher‹, als wir es sind. Das Seelenleben muß endlich genauso ernst genommen werden wie organische Funktionsabläufe. Aber jetzt schweife ich ab in allgemeine Zeit- und Kulturkritik. Das ist für Dich im Moment nicht hilfreich.

Ich nehme Deine seelischen Empfindungen ernst. Bekenne Du Dich nun vor Dir selbst auch dazu. Du bist ›erkrankt‹, und diese Krankheit ist – wie ein ›reinigendes‹ Fieber – bereits der Weg der Heilung. Wenn Du Fieber hast, mußt Du Deinem Körper Ruhe geben, damit er mit den Viren in Dir fertig wird. So mußt Du Dir jetzt Ruhe gönnen, um mit Deinem inneren Auge Deine Gefühle zu beschauen. Dann beginnt ein Heilprozeß. Zunächst brechen die Illusionen in sich zusammen. Das müssen sie, damit Du seelisch gesunden kannst. Dic Gefühle der Fremdheit, so erschreckend sie auch auf Dich wirken – sie gehören dazu. Du mußt diese Fremdheit durchlitten haben, um zu reifen. Du wirst danach gestärkt sein, wirst danach intensiver erleben – und du wirst mehr Lebensenergie zur Verfügung haben, nicht weniger. Aber das sollte ich Dir gar nicht sagen, denn dann schaust Du nur danach, wie schnell Du diese Energie erlangst. Du kannst aber nichts mit dem Willen ausrichten. Du mußt Dich erst diesen Gefühlen schauend ergeben – Du darfst Dich da ohne Ablenkung ›hindurchleben‹. Erst danach wird Dich die Flut (nach der Ebbe) wieder an Land tragen.

Annehmen und angenommen sein

Du hast Deinen Körper gepflegt und trainiert, bist in Deiner Freizeit sogar ein guter Tennisspieler geworden. Auch Deinen Geist hast Du geschult und seine Denkfähigkeit entwickelt. Die Psyche aber, diesen so wichtigen Teil in der Ganzheit Deines Menschseins, hast Du vernachlässigt. Widme Dich nun auch Deinem Seelenleben, denn die Seele ist der kostbarste Teil Deiner Person; sie macht Dich erst zu einer menschlichen Persönlichkeit.

Die Beschäftigung mit der eigenen Psyche und somit die Selbstentfaltung hat nichts mit Egozentrik zu tun (das sagte ich bereits). Interessiere Dich für Dein Seelenleben, denn nur dann bekommst Du ein Gespür dafür, wer Du bist, wie Du bist, was Du brauchst, um glücklich zu werden und um Dich wohl zu fühlen. Frage aber niemals Deine Mitmenschen, wie sie ihre Gefühle empfinden beziehungsweise welche Bedeutung sie ihnen beimessen. Du hast im Prozeß des Verlassenwerdens in Gesprächen mit Deiner Partnerin viel Kritik einstecken müssen.

Du wolltest vor allem von ihr wissen, warum sie Dich verläßt, und das führte natürlich zwangsläufig zu der Antwort, manches an Dir habe ihr mißfallen. Du hast in ihren Augen Fehler gehabt: Du warst ihr zu introvertiert, Du bist nicht genug auf ihre Probleme eingegangen; Du hast ihr zu selten Komplimente gemacht, wenn sie darauf wartete; Du hast Termine umgestoßen; Du hast Dich nicht für die Literatur interessiert, die sie mochte; Du warst nicht gesellig genug; Du warst hier zu schlampig und dort zu pedantisch; Du hast sie nicht ausreden lassen; Du hast dieses zu sehr beachtet und jenes nicht bemerkt; Du warst schusselig, aber auch wieder zu sachlich; Du warst dann romantisch, wenn sie mit Dir diskutieren wollte; und Du warst zu sachlich, wenn sie schmusen wollte. Es ist doch verständlich, daß Du unsicher wurdest. Du hast die Eigenschaften Deiner Person durch sie erhalten – reflektiert wie in einem Spiegel. Du starrtest wie gebannt darauf, wie sie Dich gespiegelt hat. Du hast natürlich dasselbe Spiel gespielt, hast ihr auch gesagt, was Dir an ihr nicht gefallen hat. Dieses gegenseitige Spiegeln hat keinen Sinn.

Frage deshalb ab heute keinen anderen Menschen mehr, wie er Dich sieht, um so über Dich etwas zu erfahren. Im seelischen Bereich der Liebe ist das nicht notwendig; es ist eher schädlich als nützlich. Wenn Du etwa als Verkäufer ein Training machst, kann es geschäftlich nützlich sein zu erfahren, wie man selbst auf die einzelnen Persönlichkeitstypen wirkt. Wohlgemerkt, wie man wirkt, nicht wie man wirklich ist. Im Bereich der liebenden Beziehung von

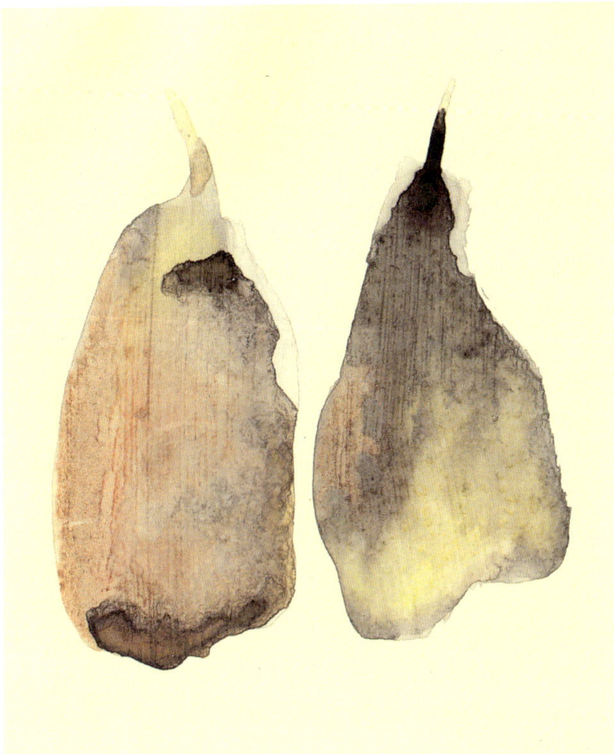

Mann und Frau jedoch, von Individuum zu Individuum, solltest Du Dein Verhalten nicht danach ausrichten, wie Du wirkst, und Dir nicht unsicher unterstellen lassen, wie Du bist. Nur Du selbst kannst wissen, wie Du wirklich bist. Und dazu bedarf es dieser Selbstbeobachtung, die keine narzißtische Selbstbeweihräucherung ist. Gehe ehrlich und schonungslos in Deine Innenwelt, habe dann auch den Mut auszudrücken, wie Du fühlst und denkst. Du brauchst nicht so zu werden, wie andere es wollen oder wünschen. Das ist keine Liebe, sondern egoistische Manipulation. Laß Dich nicht manipulieren, und manipuliere niemanden. Liebe ist doch gerade die Freude und die Achtung davor, daß der andere so ist, wie er ist, und *nicht* anders. Sobald Du in eine Liebesbeziehung eintrittst, beginnt leider oft diese Manipulationsphase, die unreif ist und nichts mit Liebe zu tun hat. Der andere möchte Dich zwar unter dem Vorwand der Liebe manipulieren, aber das ist ein grausamer Akt von Gewalttätigkeit. Stehe zu Dir, sei offen und ehrlich, sei so, wie Du bist, und begebe Dich in das Risiko, nicht geliebt zu werden. Es ist besser, abgelehnt zu werden, als sich Manipulationswünschen anzupassen, um sich so Liebe zu verdienen. Liebe ist doch gerade das Wunder, angenommen zu werden.

Du hast voller Resignation zu mir gesagt, Du wolltest Dich nicht mehr verlieben, weil es Dich in die Gefahr des schmerzlichen Abgelehntwerdens bringe. Es ist schmerzlich, abgelehnt zu werden, vor allem dann, wenn man sich so viel Mühe gibt. Nehme Dich selbst elementar an, dann gewinnst Du ein Gespür dafür, wie der andere elementar ist, denn auch er hat mit Konflikten zu kämpfen, aber er hat auch die gleichen Rechte wie Du. Liebe ist dann nicht mehr ›gefährlich‹. Mach aus Selbsterkenntnis keine Besonderheit, keine arrogante Selbstentfaltungsmasche; das würde Trotz und Aggression herausfordern. Sei, wie Du bist, und erkenne, daß das keine großartige Leistung ist. Werte die anderen, die eine Maske tragen, nicht ab, und versuche, keine Masken abzureißen, wenn andere nicht dazu bereit sind. Liebe will nicht demaskieren. Liebe gibt, sie nimmt aber nicht. Psychologisiere nicht, wenn der andere das nicht will. Es gibt keine Kritik aus Liebe. Man kann ein Kunstwerk kritisieren, aber keinen Menschen, den man (angeblich) liebt.

Du bist Dir fremd geworden, und es wurde Dir bewußt, wie wenig Du Dich selbst kennst. Du wirst Dich kennenlernen; das ist eine Aufgabe, die Du bisher vor Dir hergeschoben hast. Und Du wirst auf viele Menschen treffen, die sich selbst auch nicht kennen, aber sich anmaßen, über Deine Eigenschaften Werturteile abzugeben. Du wirst das in Zukunft deutlicher sehen als bisher. Du hast einen großen Schritt getan, und Deine Liebe wird freier werden, toleranter, offener und einfühlsamer. Du wirst geben können, ohne zu nehmen, wirst Kritik hinnehmen können, ohne dagegen zu kritisieren. Deine Liebe wird in Zukunft die Angst beseitigen. Kritik wird für Dich nur noch ›interessant‹ sein, aber Du verfällst dann nicht mehr in die Panik, Dich verändern zu müssen. Wohin sollst Du Dich auch verändern? Jeder macht Dir Vorhaltungen. Früher neigtest Du dann dazu, Gleiches mit Gleichem zu vergelten. Jetzt ist es nicht mehr schmerzlich, nicht so angenommen zu werden, wie Du bist. Du wirst Dich selbst annehmen, und Du wirst andere annehmen können, und vor allem kannst Du dann eine Zurückweisung verkraften. Deine Kraft wird wachsen, weil Du die kleinliche Welt der Bewertungen mehr und mehr verlassen wirst. Du wirst mehr im Sein sein und Dich mit den Gegebenheiten versöhnen. Du bist ein Individuum, aber Du vertrittst keinen egoistischen Individualismus mehr.

Seelisch schauen

Nun habe ich Dir seit einer Woche nicht mehr geschrieben. Du hast Deine Gefühle, den Trennungsschmerz und die anderen Empfindungen, die damit verbunden sind, angenommen. Es freut mich, daß es Dir bessergeht. Es freut mich vor allem, daß Du davon gesprochen hast, ein ›klareres Bewußtsein‹ gewonnen zu haben.

Du bist viel in der Natur spazierengegangen und hast Dir die Bäume angesehen, die Sträucher und die am Wegesrand liegenden bemoosten Steine. Du warst aufmerksamer und hast etwas geäußert, was mir ganz besonders gefallen hat. Du sagtest: »Ich habe deutlicher gesehen und kann nicht mit Worten beschreiben, was ich dabei empfunden habe. Ich möchte es gerne mit Worten ausdrücken, aber es geht nicht. Die Empfindungen in meiner Seele kann ich nicht beschreiben; es hatte etwas mit einer Schönheit und Energie zu tun, die mich mit der Trennung irgendwie versöhnt. Aber ich kann diese Empfindungen einfach nicht beschreiben, ich kann sie nicht vermitteln, obwohl ich das versucht habe.«

Du bist auf dem Weg der Gesundung. Ich werde versuchen, Dir darüber etwas in diesem Brief mit Worten mitzuteilen. Es ist ein Versuch, denn diese elementaren Dinge lassen sich kaum in das System der Worte pressen. Ich möchte nicht sagen, es sei unmöglich, denn ich glaube, der Poesie ist es in manchen Gedichten und Texten gelungen. Rainer Maria Rilke gehört zu jenen großen Lyrikern. Der Umgang mit Wörtern war sein täglich Brot, er verstand also etwas von Sprache, und er hat ein Gedicht über diese Thematik verfaßt, das ich Dir schon geschickt habe. Ich möchte Dir dazu noch einiges mitteilen. Das gesprochene (und auch das geschriebene) Wort ist gefährlich; es besteht Grund, sich davor zu fürchten, wenn damit sprachliche Akzente gesetzt werden. »Dieses heißt Hund und jenes heißt Haus«, dieses ist Liebe, und jenes ist keine Liebe, hier ist der Beginn der Emotionen, und dort ist ihr Ende. Jedes Wort ergibt im Satzzusammenhang einen besonderen Sinn, und es erscheint durch die Sprachlogik dann klar, was aber *seelisch gesehen* vielleicht gar nicht klar ist.

Für viele Menschen ist die Sprache eine Art der diktatorischen Bestimmung: Das ist das, und jenes ist so, als wäre es so, als müßte es durch das Wort so sein. Kein Berg und keine Blüte sind ihnen dann mehr wunderbar. Der Berg heißt ›Reidkopf‹, und die Blüte heißt ›Aster‹. Das Wort Liebe ist nicht die Liebe. Alles wird mit Worten etikettiert, als wäre es dadurch eingeordnet und erledigt. Sie meinen zu wissen, was »wird und war«. Dieses Wissen durch Worte ist nur ein oberflächliches Abspeichern und Dekla-

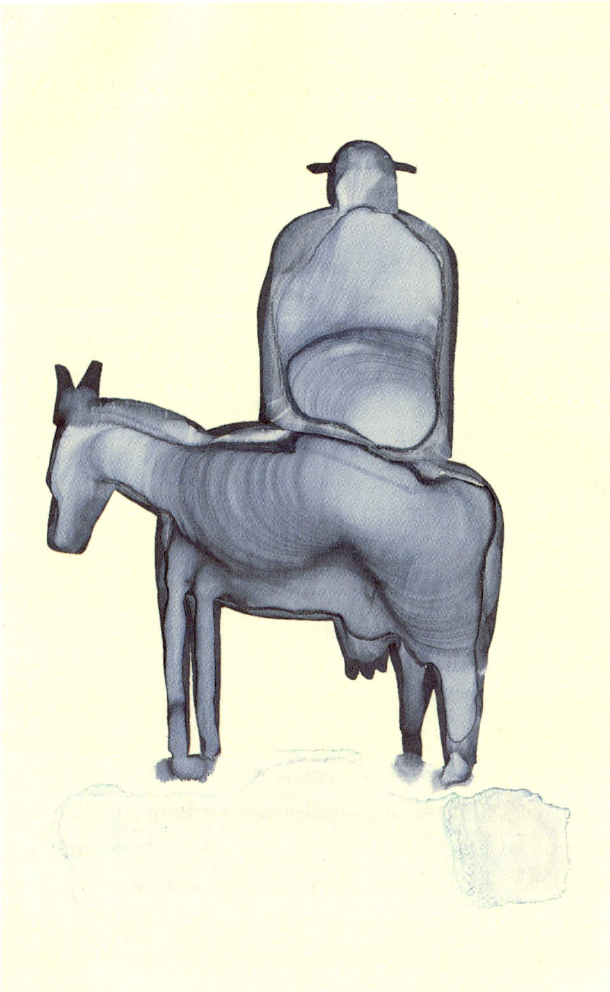

rieren mit Hilfe des Denkens. Das alles geschieht auf der Ebene des Denkens. Das Wort ist nicht die Wirklichkeit; es ist lediglich eine semantische ›Belegung‹ von Dingen, Vorgängen, Zusammenhängen, die verbale Kommunikation möglich macht.

Im dritten Vers seines Gedichts kommt Rilke zum Kern: »– Ich will immer warnen und wehren: Bleibt fern.« Wer könnte es eigentlich besser wissen als er, der Poet, der uns warnt, mit den Worten von den Wirklichkeiten doch besser fernzubleiben? Mit dem sprachlichen Denken sollten wir fernbleiben. Wir sollten uns zwar nähern, aber mit der Seele: »Die Dinge singen höre ich so gern.« Jedes Ding singt sein eigenes Lied. Wir können, wenn wir lauschen, diesen Gesang hören. Für diesen Gesang gibt es kein Wort. Das Singen der Dinge ist größer als das Wort; es ist eine eigene Energie. Deshalb sage ich es immer wieder, und ich werde nicht müde, es zu wiederholen: Es geht darum, sich voll Aufmerksamkeit der Sinne (Sensitivität) dem hinzugeben. Das alles existiert völlig unabhängig von unserem Wollen und Streben. Wir rühren alle diese Dinge mit unserer Ratio an, und dann werden sie »starr und stumm«. Rilke spricht hier ein in der Psychologie bisher unerforschtes Phänomen an: Wir sollten die Dinge des Lebens, die uns täglich umgeben, nicht mit dem sprachlichen Denken berühren, um sie nicht zum Erstarren und Verstummen zu bringen. Schließlich sagt Rilke in der letzten Verszeile warnend, wehrend und wissend: »Ihr bringt mir alle die Dinge um.« Er spricht hier von einem Zusammenhang zwischen

Schauen, Lauschen, Erleben und dem In-Worte-Fassen. Wir können uns nur sanft über die Sinne nähern, aber wir sollten mit der Ratio fernbleiben.

Bitte mißverstehe mich jetzt nicht: Natürlich ist es nützlich, für die verbale Kommunikation die Sprache der Wörter zu benutzen. Rilke verurteilt nicht das Sprechen und das Kommunizieren. Die Sprache ist eine Verständigung mit Symbolen; sie dient einer allgemeinen Regelung und hat ihren Sinn im Alltagsleben, im Beruf, bei Verträgen und in der Technik. Unsere moderne Zivilisation ist auf diese differenzierte Sprache angewiesen.

Auch die mathematischen Symbole sind eine Sprache; ebenso verhält es sich mit den chemischen Symbolen. H_2O ist in dieser Formelsprache die Etikettierung für Wasser. Wasser, das man H_2O nennt, ist nicht seelisch erlebtes Wasser; das hat nichts mit dem gemein, was Du erlebst, wenn Du an einem Herbstnachmittag an einem Bach sitzt und in das Wasser schaust. Mit der Bezeichnung H_2O, so wissenschaftlich exakt sie auch klingen mag, weißt Du nichts über die seelische Erlebnisqualität von Wasser.

Jede Wissenschaft hat ihre Berechtigung, und es wäre töricht, aus dem Gesagten einen wissenschaftsfeindlichen Gedanken ableiten zu wollen. Rilke wußte das, wenn er sagte: »Mich bangt ... ihr Spiel mit dem Spott«. Wir beschäftigen uns jetzt mit Dingen, die sehr schnell den Spott der Intellektuellen provozieren. In der Formelsprache der Wissenschaftler wissen diese Rationalisten »alles, was wird und war«; ihre Formelsprache sagt so scheinbar deutlich, was ist und was sein wird. Es gibt aber noch eine andere Wirklichkeit, die nicht mit mathematischen oder anderen Symbolen erfaßt werden kann. Darauf möchte ich mit dem Rilke-Gedicht hinweisen.

Es existiert eine Energie, die nicht gemessen werden kann und die keinen Namen trägt. Wenn Du vom Intellekt und der Ratio völlig unabhängig wahrnimmst, ohne ein Muster oder Bild im Kopf zu haben, also einfach nur wahrnimmst, mit Deinen Sinnen und Deiner ganzen Seele erfaßt, gelangst Du in den Zustand des Erlebens. In diesem Moment erfaßt Du die Wirklichkeit frei von Sprache, Symbolen, Wissen und bestimmten Wörtern. Du kommst in Kontakt mit einer Energie, für die es kein Wort gibt. In diesem Kontakt liegt eine unbekannte Erfahrung, eine Möglichkeit, Kraft und Energie zu erhalten. Es öffnet sich eine ganzheitliche Erfühlung. Es kommt etwas zu Dir, das nur derjenige erhalten kann, der sich dem nicht sperrt.

In dieser Öffnung erfährst Du Freiheit, Klarheit und Heilung. Es gibt dann nicht mehr: »Hier ist der Beginn, und das Ende dort.« Du erlebst den Kontakt zu einer Energie, die schöpferisch ist – sie fließt durch Dich hindurch. Du empfängst eine Schwingung, die Dich heilt und die Du heilend weitergeben wirst. Es ist nicht erforderlich, das Wort ›Liebe‹ dafür zu verwenden.

Anhang

Gedankenaustausch

Durch Leserbriefe, die ich täglich erhalte, weiß ich, wie viele einen Gedankenaustausch mit Gleichgesinnten in ihrer Umwelt vermissen. So kam ich auf die Idee, einen *Briefclub* für Interessierte zu gründen. Deshalb habe ich eine Adreßkarte für Leserinnen und Leser dieses Buches entwickelt, die mit anderen Lesern gerne in einen Gedankenaustausch treten wollen.

Daß ein Bedürfnis danach besteht, ist aus den vielen Leserbriefen zu ersehen, die ich täglich erhalte. Ich war sehr überrascht, wie viele Leser malen, Gedichte schreiben und eigene kreative Ideen entwickeln. Sie leiden oft darunter, daß sie selten Gesprächspartner im Alltag finden, weil viele eine Scheu davor haben, sich zu offenbaren. Es gibt viele Menschen, die sich in unserer normierten Anpassungsgesellschaft ein eigenständiges Seelenleben bewahrt haben und weiter bewahren wollen. Darüber in Kommunikation zu treten und sich auszudrücken, das sollte auf jeden Fall gefördert werden, und zwar auch durch diesen für die Leserinnen und Leser meiner Bücher schon 1994 ins Leben gerufenen Service.

Die Adressen werden von meinem Sekretariat in einer Datenbank gespeichert und jedem Interessenten zur Kontaktaufnahme als Liste zugesandt, nach männlich/weiblich und nach Wohngebiet, Bundesland (bzw. Postleitzahl) geordnet. Der Empfang der Adressenliste verpflichtet Sie natürlich zu nichts. Und Sie können Ihre Daten selbstverständlich, wenn Sie nicht mehr mitmachen wollen, jederzeit wieder löschen lassen und sind auch nicht verpflichtet, alle Kontaktinteressenten anzuschreiben oder auf Briefe, die Sie erhalten, aber nicht interessant finden, zu antworten. Der Gedankenaustausch sollte völlig frei sein und keine Verpflichtung bedeuten. Die Gesamtzahl der Teilnehmer beträgt derzeit 1 030 Frauen und 526 Männer.

Schneiden Sie die folgende Adreßkarte aus, und senden Sie sie mit einem einmaligen Beitrag für die Organisationskosten (25 Euro in Scheinen oder als Scheck im Brief) an das

Sekretariat der Praxis P. Lauster
Usambarastr. 2
50733 Köln.

Es wäre schön, wenn durch diese Aktion ein Netz geistiger Verbundenheit vieler Menschen entstehen könnte.

Vorname: ______________________ Name: ________________________

Straße: ____

PLZ: ____________ Ort: _________________________________

Geburtsjahr: _______ Hobby(s): _____________________________

Interessengebiete:

____

____

____

____

____

Ich bin damit einverstanden, daß meine Adreßkarte an Leser(innen) weitergegeben wird, die an einem Gedankenaustausch interessiert sind.

Datum: __________ Unterschrift: ______________________________

Die Aquarelle des Autors

1. Aquarellmappe von Peter Lauster

   Format: 21 × 28 cm,
   6 vierfarbige Aquarelle mit Textauszügen aus dem Buch »Lebenskunst«.
   Auflage: 300, handsigniert und numeriert.

2. Originalgrafik von Peter Lauster in limitierter Auflage, handsigniert und numeriert

   Außenformat des Blattes: 70 × 50 cm,
   Bildformat: 40 × 30 cm.

Der Versand erfolgt in einer Kartonrolle per Nachnahme. Bitte senden Sie den Bestellcoupon an: Sekretariat der Praxis P. Lauster, Usambarastraße 2, 50733 Köln.

Bestellcoupon

Hiermit bestelle ich:

- ☐ Aquarellmappe. Preis: 28,– €
- ☐ Exemplar(e) Kunstdruck (Auflage 300 Exempl.), handsigniert und numeriert. Preis: 48,– €

Mein Absender

Name: ____________ Vorname: ____________

Straße: ____________________________

PLZ: ________ Ort: ____________________

Datum: __________ Unterschrift: ____________

Wenn Sie sich für andere engagieren wollen

Das vorliegende Buch thematisiert die authentische Autonomie des einzelnen in der Gesellschaft. Das hat nichts mit egozentrischer »Nabelschau« zu tun, sondern meint die legitime Selbstfindung. Dadurch wird der Gesellschaft nichts an sozialkonstruktivem Potential entzogen. Wer sich mit sich selbst befaßt, seiner eigenen Entwicklung, Ausreifung und seiner Gesundung, schafft die Basis für eine mitfühlende Soziabilität. Ein psychisch gesundeter Mensch bewirkt gerade dadurch sehr viel Positives für die Gesamtgesellschaft. Emotional glücklich sein heißt nicht, sich selbst in einen »stillen Winkel« zurückzuziehen, sondern bedeutet ein Kräftesammeln, um auch für andere liebesfähig und mitfühlend etwas tun zu können.

Die folgenden Anschriften und Spendenkonten dienen als Vorschlag. Jeder, der sich hier engagieren will, wird mit offenen Armen empfangen. Diese Gruppen sind politisch und religiös unabhängig. Die Auswahl dieser gemeinnützigen Organisationen stellt keine Wertung dar. Es gibt darüber hinaus noch viele andere ähnliche Organisationen, die unterstützt werden sollten und sich über jedes Engagement freuen.

Greenpeace e.V.
Große Elbstraße 39
22767 Hamburg
Tel.: 0 40/3 06 18-0
Fax: 0 40/3 06 31-1 40
www.greenpeace.de
mail @greenpeace.de

Deutsche Krebshilfe e.V.
Thomas-Mann-Str. 40
Postfach 1467
53111 Bonn
Tel.: 02 28/7 29 90-0
Fax: 02 28/7 29 90-11
www.krebshilfe.de
deutsche@krebshilfe.de
Spendenkonto 909 093
Sparkasse Bonn
BLZ 380 500 00

Deutsche Aids-Stiftung
Markt 26
53111 Bonn
Tel.: 02 28/6 04 69-0
Fax: 02 28/6 04 69-99
www.aids-stiftung.de

info@aids-stiftung.de
Spendenkonto 4004
WestLB Köln
BLZ 370 500 00

Bund für Umwelt und Naturschutz Deutschland e.V.

Am Köllnischen Park 1
10179 Berlin
Tel.: 0 30/27 58 64-0
Fax: 0 30/27 58 64-40
www.bund.net
bund@bund.net
BUNDKonto 232 (Stichwort BUNDspende)
Sparkasse Bonn
BLZ 380 500 000

Deutscher Verein der Blinden und Sehbehinderten in Studium und Beruf e.V. (DVBS)

Frauenbergstraße 8
35039 Marburg
Tel.: 0 64 21/9 48 88-0
Fax: 0 64 21/9 48 88-10
www.dvbs-online.de
info@dvbs-online.de

UNICEF Kinderhilfswerk der Vereinten Nationen

UNICEF Deutschland
Höninger Weg 104
50969 Köln

Tel.: 02 21/9 36 50-0
Fax: 02 21/9 36 50-2 79
www.unicef.de
mail@unicef.de
Spendenkonto 300 000
Stadtsparkasse Köln
BLZ 370 510 98

Peace Bird e.V.

Birgit Seybold
Waiblinger Str. 18/1
71384 Weinstadt
Tel.: 0 71 51/96 19 72
Fax: 0 71 51/96 19 73
seybold@peacebird.de
www.peacebird.org
Spendenkonto 0 787 301 300
Dresdner Bank
BLZ 100 800 00